Bodybuilding

Empfohlen vom
Deutschen Sportbund

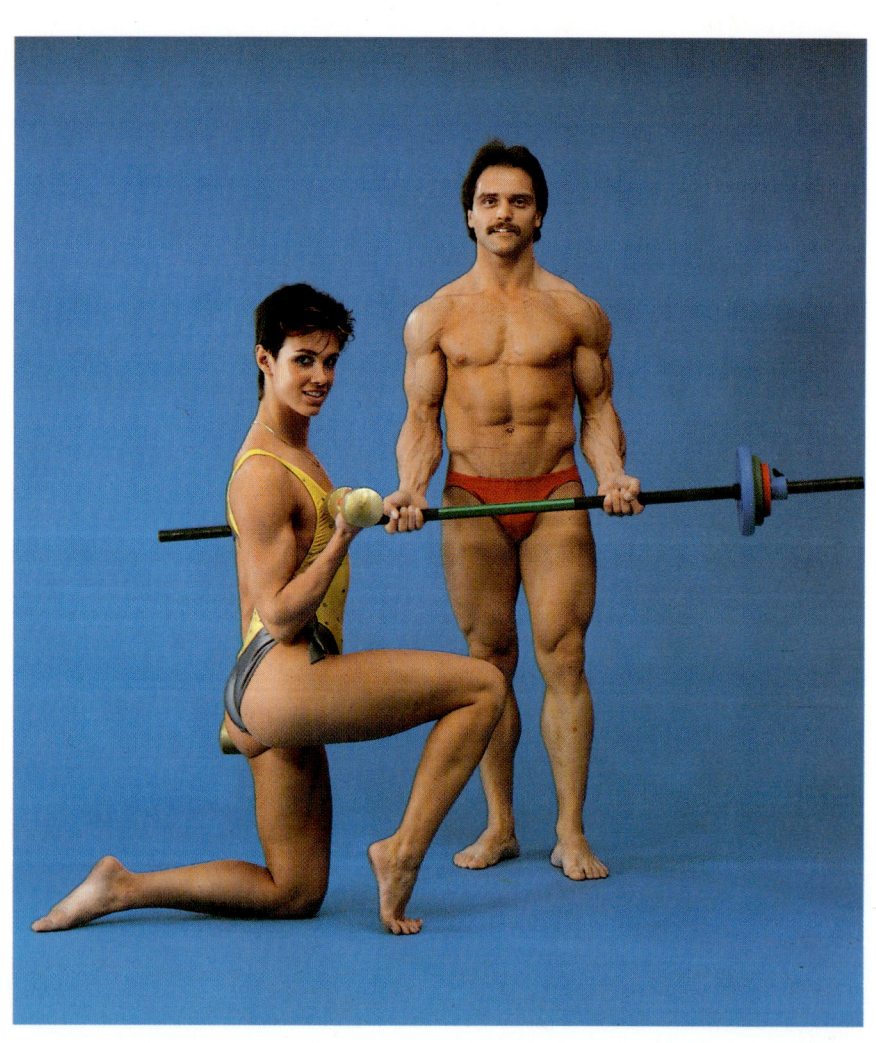

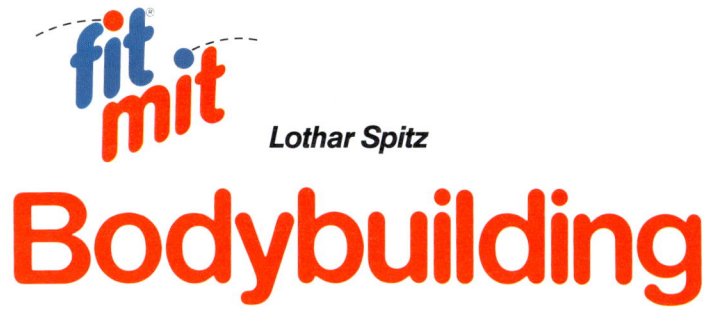

Lothar Spitz

Bodybuilding

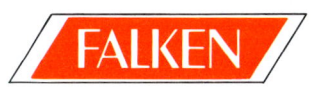

»Fit mit« ist eine Reihe moderner Sportbücher, die der FALKEN Verlag in Zusammenarbeit mit dem Deutschen Sportbund herausgibt und die jung und alt zum Mitmachen
anregen will.

Bisher sind erschienen:
Fit mit Kegeln (Nr. 2301)
Fit mit Volleyball (Nr. 2302)
Fit mit Tanzen (Nr. 2303)
Fit mit Stretching (Nr. 2304)
Fit mit Tai Chi als sanfte
Körpererfahrung (Nr. 2305)

Fit mit Sportabzeichen (Nr. 2307)
Fit mit Karate (Nr. 2308)
Fit mit Fußball (Nr. 2309)
Fit mit Bio-Training (Nr. 2310)
Fit mit Squash (Nr. 2311)
Fit mit Laufen (Nr. 2315)
Fit mit Surfen (Nr. 2317)

CIP-Titelaufnahme der Deutschen Bibliothek

Spitz, Lothar:
Fit mit Bodybuilding / Lothar Spitz. – Niedernhausen/Ts.: FALKEN, 1989
   (FALKEN Bücherei)
   ISBN 3-8068-2314-6

ISBN 3 8068 2314 6

© 1989 by Falken-Verlag GmbH, 6272 Niedernhausen/Ts.
Copyright für das »fit-mit«-Logo: Deutscher Sportbund/Sport-Billy Productions
Titelbild: Fotostudio G & M Köhler, Leonberg
Fotos: Hermann Beyer, Schrobenhausen
Zeichnungen: Gerhard Scholz, Dornburg
Die Ratschläge in diesem Buch sind von Autor und Verlag sorgfältig erwogen und
geprüft, dennoch kann eine Garantie nicht übernommen werden. Eine Haftung des
Autors bzw. des Verlages und seiner Beauftragten für Personen-, Sach- und Vermö-
gensschäden ist ausgeschlossen.
Satz: LibroSatz, Kriftel bei Frankfurt
Druck: Freiburger Graphische Betriebe, Freiburg

817 2635 4453 6271

Inhalt

Vorwort des DSB

Der Autor hat mit diesem Buch ein gleichermaßen sozial- wie gesellschaftspolitisch interessantes Thema aufgegriffen, das zu Recht eine immer wichtigere Rolle im Rahmen eines umfassenden Gesamtkörpertrainings spielt. Vordergründiges Ziel ist dabei eine gezielte Funktionsverbesserung bzw. Funktionserhaltung aller Körpermuskeln, die ja schlechthin auch als Motoren allen Lebens bezeichnet werden.

Gründe für die wachsende Beliebtheit dieser einerseits exakt dosierbaren, in seiner Vielfalt abwechslungsreichen und andererseits individuell gezielt einsetzbaren Trainingsform sind dabei sicherlich die persönlich wohltuend erlebten körperlichen und seelischen Erfahrungen – kurz: die insgesamt positive Einwirkung auf Körperform und Wohlbefinden in einer bewegungsfeindlichen Umwelt.

Und eines macht »gesundes Bodybuilding« – wie es der Autor nennt – besonders wertvoll:

Es birgt im Spektrum seiner nutzbaren Zielbereiche noch eine ganze Reihe weiterer Anwendungsmöglichkeiten wie beispielsweise:

– Vorbeugung und Verhütung von Bewegungsmangelkrankheiten (Prävention),
– Erlangung einer überdurchschnittlichen körperlichen Leistungsfähigkeit (leistungsorientierte Fitness),
– Wiederherstellung der ursprünglichen Lebenstüchtigkeit (Rehabilitation) und
– Ausgleich für Haltungsschwächen (Kompensation), denn Haltungsschwächen sind Muskelschwächen.

Bewußt wendet sich der Autor deshalb gleichermaßen an gesundheitsbewußte und/oder leistungsinteressierte Menschen aller Altersstufen sowie an Pädagogen, Trainer und Erzieher, an Physiotherapeuten und Mediziner, um allen möglichst umfangreiche Kenntnisse und ein fachlich begründetes Wissen über diesen Gesundheitssport, Schulsport, ja Volkssport, zu vermitteln.

Jürgen Palm
Geschäftsführer Breitensport
Deutscher Sportbund

Vorwort des Autors

Muskeltraining oder gesundes Bodybuilding erfreut sich in unserem Lande einer immer größeren Beliebtheit, wie die rapide ansteigenden Mitgliederzahlen im Freizeit- und Breitensport deutlich beweisen.

Dies ist auch nicht verwunderlich, betrachtet man die positiven Veränderungen, die ein fachlich richtig betriebenes Muskeltraining auf den gesamten Organismus von untrainierten und trainierten Menschen ausübt – insbesondere auf den Muskelstoffwechsel, das Nervensystem, das Herz-Kreislauf-System und den passiven Bewegungsapparat.

Natürlich gibt es eine Reihe guter Gründe, warum auch Sie durch das vorliegende Buch zu einem persönlichen Bodybuildingtraining eingeladen werden sollen. Drei der wichtigsten möchten wir Ihnen schon hier nennen:

»Das Trauma unserer Zivilisation ist die Verschiebung von der Dynamik zur statischen Überbeanspruchung: die Schule beispielsweise als Teil dieser Gesellschaft ist nicht bewegungsfreundlich.«
(Prof. Dr. med. Armin Klümper)

Mehrjährige wissenschaftliche Untersuchungen in der UdSSR an Jugendlichen belegen, daß ein fachlich richtig betriebenes Muskeltraining (Bodybuilding) keinen ungünstigen Einfluß auf die Wirbelsäule hat und auch keine Wachstumshemmungen hervorrief – wie unerfahrene Kritiker noch vor kurzer Zeit argwöhnten.

Ganz im Gegenteil konnten am Ende der mehrjährigen Studie nur vorteilhafte morphologische und funktionelle Veränderungen nachgewiesen werden (Kurachenkow, Stogowa, Letunow). So vergrößerten sich im Knochensystem die Durchmesser der Röhrenknochen, außerdem war eine Verbesserung der Knochendichte und Verstärkung der Vorsprünge an den Muskelsehnenansätzen festzustellen. Neben einer Vergrößerung der kompakten Knochenschichten und einem stabileren Umbau der Knochenbälkchen wurde eine Dickenzunahme der Gelenkknorpel sowie eine verstärkte Entwicklung der Sehnen, Fasern und Bänder beobachtet. Dies führte letztlich wiederum zu einer Verbesserung der Stabilität der Wirbelsäule und der Fußgewölbe. Alle genannten positiven Veränderungen lassen den Schluß zu, daß Bodybuilding nicht nur für Jugendliche, sondern für Menschen aller Altersstufen gleichermaßen gesundheitlichen Wert erlangt.

Gezieltes Bodybuilding mit Geräten und in spielerischer Form muß deshalb endlich ein fester Bestandteil im allgemeinen Sportunterricht unserer Schulen sowie im Anfängertraining unserer Sportvereine werden.

»*Der Durchschnittsmensch verliert vom 20. bis 70. Lebensjahr 30–40% seiner gesamten Muskelmasse. Ein hoher Prozentsatz dieses Verlustes kann durch Muskeltraining verhindert werden. Das heißt: Muskeltraining ist wichtig, weil die Muskulatur das bedeutendste Stoffwechselorgan des menschlichen Körpers ist.*«

(Prof. Dr. Wildor Hollmann)

Neben einem stabilen Knochensystem ist der optimale Funktionszustand aller Körpermuskeln für jeden Menschen von größter Bedeutung für physische Gesundheit und Wohlbefinden. Nicht umsonst gewinnt deshalb regelmäßig und dosiert betriebenes Bodybuilding, das in ausgezeichneter Weise die Ausprägung und Funktionserhaltung unseres Muskelkorsetts fördert, aus der Sicht der vorbeugenden Medizin, der Bewegungstherapie und der Rehabilitation immer größere Bedeutung.

Im trainierten Muskel finden sich mehrere für dessen Leistungsfunktionen wesentliche Stoffe (etwa Glykogen, Kalzium, Magnesium und energiereiche Phosphate). Seine Energievorräte sind vergrößert, er verfügt über eine schnellere Mobilisierung und einen größeren Ausnutzungsgrad von Energiequellen und eine raschere Wiederherstellung der energiereichen Stoffe in der Erholungsphase (JAKOWLEW).

Nach neueren wissenschaftlichen Untersuchungen spielen mangelnde Knochendurchblutung und eingeschränkte Muskeltätigkeit eine entscheidende Rolle für Entstehung und Ausbildung des Knochenschwundes. Eine durch gesundes Bodybuilding bedingte lokale Mehrdurchblutung wirkt auf biochemischem Wege dieser Gefahr entgegen. Da man der Muskulatur im Zusammenhang mit der Knochendurchblutung die gleiche Pumpwirkung zuschreibt wie beispielsweise dem Herzen für den Gesamtkreislauf, stellen gezielte kraftsportliche Übungen sowohl im vorbeugenden (Prophylaxe) als auch im behandelnden Sinne (Therapie) in allen Altersabschnitten des Menschen eine gesundheitsfördernde Maßnahme dar.

»*Der in der Zivilisation lebende Mensch kann 70% seiner Gesamtkräfte ohne große Willensanstrengung ausschöpfen. Durch entsprechendes Training der muskulären und organischen Leistungsfähigkeit lassen sich die Reservekräfte jedoch wesentlich steigern.*«

(Prof. Dr. Josef Nöcker)

Gesundes Bodybuilding schult gleichzeitig die Willenskraft. Dies belegen in eindrucksvoller Weise nicht nur viele hochtrainierte Sportler, die ihre Leistungsreserven viel stärker ausschöpfen können als Untrainierte. Auch viele Freizeitsportler haben inzwischen die Erfahrung gemacht, daß sie sich bereits nach wenigen Monaten regelmäßigen und zielgerichteten Muskeltrainings nicht nur kräftiger, sondern auch ausdauernder fühlen, da die günstigen nervalen Reize und biochemischen Veränderungen im Stoffwechsel zu einer höheren Energiefreisetzung innerhalb der Muskulatur führen.

Das vorliegende Buch will daher jedem, der die positiv-wohltuenden Veränderungen, die gesundes Bodybuilding am eigenen Körper bewirkt, selbst erleben und erfahren möchte, die Orientierung erleichtern und fachlich fundierte Hilfen geben.

Es ist aber gleichzeitig auch ein Nachschlagewerk für den Übungsleiter im Verein, den Sportlehrer in der Schule, für den Krankengymnasten, den Physiotherapeuten und den an der Praxis des Muskeltrainings interessierten Arzt und Sportmediziner.

Es zeigt, für welche Zwecke welche Übungen, Geräte und Methoden geeignet sind. Und es dient damit nicht nur berufstätigen Menschen, die nach einem Ausgleich suchen, sondern es hilft auch denjenigen, die nach Krankheit ihre alte Leistungsfähigkeit so rasch als möglich wiedergewinnen wollen.

Möge es so allen Lesern größten gesundheitlichen Nutzen bringen ...

Wie handhabe ich dieses Buch?

Sollten Sie ein reines Bilderbuch über Bodybuilding mit Hunderten von Superfotos suchen – dann ist dieses Buch sicher nicht das richtige für Sie.

Wenn Sie wissen wollen, was »Miss World« oder »Mr. Universum« – dies sind die in jeder Hinsicht professionellen Wettkampf-Bodybuilder – über Muskeltraining denken, und wenn Sie erfahren wollen, wie diese trainieren, um einen riesigen Oberarmumfang, gewaltige Oberschenkel oder eine maximale V-Form zu erhalten und was sie alles essen und schlucken oder nicht essen, um eine scharfe Definition zu bekommen – dann sollten Sie am Kiosk oder im Buchladen weitersuchen; das Buch, das Sie jetzt in Händen halten, kann Ihnen hierbei nicht viel weiterhelfen.

Wenn Sie jedoch in Ihrer Freizeit selbst etwas für sich tun möchten und dies darüber hinaus noch in einer Sportart geschehen soll, die den gesamten Körper beansprucht – die Muskeln der Arme, der Brust, der Schultern, des Rückens, der Beine und, vor allen Dingen, der Rumpf- und Hüftmuskulatur – dann haben Sie richtig gewählt und sollten ruhig weiterlesen.

Und wenn Sie gar ein Buch über persönliches Muskeltraining suchen, das Ihnen helfen soll, gleichermaßen gezielt und sinnvoll, individuell und dosiert, systematisch und effektiv – also im gesundheitlichen Sinne vernünftig – zu trainieren, damit Sie sich gesund und wohl fühlen – dann greifen Sie zu, denn genau dies ist die Absicht dieses Buches.

Sie erfahren nicht nur, was Bodybuilding ist und woher es kommt, sondern erhalten auch einen Überblick über seine Wirkungsweise in bezug auf Leistungsfähigkeit, Bau und Gesundheit Ihres Körpers. In sechs Stufen können Sie den Nutzen dieser attraktiven Sportart dann am eigenen Leibe erfahren und – wenn Sie Lust haben – vom Einsteiger bis zum leistungsfähigen Könner selbst nacherleben.

Wir möchten Sie davon überzeugen, daß auch Sie gesundes Bodybuilding trainieren können – der Einstieg soll Ihnen erleichtert werden.

Außerdem halten wir es für wichtig und nützlich, Sie mit der richtigen Ausführung vertraut zu machen – denn Bodybuilding ist nicht gleich Bodybuilding! Entscheidend ist immer das persönliche Ziel. Sie können dabei unter drei verschiedenen Zielstellungen auswählen. Nach Schwierigkeitsgrad gestaffelt, machen wir Sie dann in der dritten bis fünften Stufe mit verschiedenen Trainingsprogrammen bekannt. Programme zum Eingewöhnen, Schwerpunktprogramme und ein spezielles Programm ermöglichen jedem den richtigen, individuellen Einstieg. Dabei wurde auf eine gezielte Übungsauswahl ebenso Wert gelegt wie auf detaillierte methodische Trainingsanweisungen.

Liegen doch hier oft die Schwächen vieler Fachbücher, denn auf wichtige Teilbereiche wie Geräte, Übungsgewicht, Wiederholungen und Sätze, Übungstempo, Übungstechnik, Austausch von Übungen, Trainingshäufigkeit, Programmdauer, Programmablauf, Pausen, Atmung, Trainingsregistrierung usw. wird meistens nur unzureichend oder gar nicht eingegangen; dabei sind diese Hinweise und Informationen in guten Trainingsanleitungen der eigentliche Garant für Fortschritte und Erfolge des wißbegierigen Laien oder interessierten Könners.

Unterschiedliche Leistungsprogramme runden das Trainingsangebot ab. Es ist für diejenigen Bodybuilding- und Fitness-Fans gedacht, die ihre konkreten Leistungsfortschritte bei bestimmten Lieblingsübungen exakt messen und festhalten wollen – möglichst noch in einem direkten Leistungsvergleich gegen mittrainierende Freunde und Trainingspartner.

Wir haben keine andere Wahl...

Fortbewegungsweisen und Bewegungsabläufe wie Klettern, Gehen, Springen, Hangeln, Laufen und Heben gehören zu den elementaren menschlichen Bewegungsformen. Die Entwicklung und Ausbildung der hierfür notwendigen Muskulatur ist das Resultat eines langen Evolutionsprozesses.

Selbst die geringste Fingerbewegung – ja nur ein Augenzwinkern – wären ohne die Mithilfe unserer Muskulatur nicht möglich. Darüber hinaus geben unsere Muskeln, wenn sie richtig proportioniert sind, unserem Körper eine ansehnliche, straffe Form.

Eine gut durchblutete Muskulatur wärmt gleichzeitig empfindliche Gelenke und lebenswichtige Organe wie Leber, Nieren, Herz und schützt nicht zuletzt vor Stößen und Schlägen. Als stummer Diener verrichtet sie ein Leben lang zuverlässig ihren Dienst und scheint keiner »Wartung« zu bedürfen. Höchstens durch den bekannten Muskelkater macht sich dann und wann einer dieser »Sklaven« bemerkbar, wenn man ihn nach langer Zeit der Schonung gar zu stark strapaziert hat.

Aus der Geschichte unserer Muskeln

Die Geschichte unserer Muskeln können wir über Millionen von Jahren zurückverfolgen. Sie spielten in der Evolution des Menschen eine entscheidende Rolle im Kampf ums Dasein. Die Schnelleren, die Stärkeren und die Geschickteren setzten sich gegenüber ihrer feindlichen Umwelt leichter durch und überlebten damit im Augenblick äußerster Gefahr.

»In welchem Entwicklungsabschnitt des Lebens auf der Erde die ersten Muskeln oder deren Vorläufer auftauchten, läßt sich nicht exakt bestimmen. Mit Sicherheit wurde der Grundstein bereits im Pflanzenreich gelegt. Wo immer eine kontrollierte Bewegung verlangt wurde, mußte neben einer Empfangsstation (Sinnesorgan) und einer Schaltstelle (Nervenzelle – Gehirn) auch ein Motor (Muskel) vorhanden sein, der eben diese Bewegung ermöglichte.

Je schwieriger die Lebensbedingungen durch zunehmende Konkurrenz und Veränderungen in der Natur wurden, um so empfindlichere Sinnesorgane, kompliziertere Schaltstellen und komplexere Bewegungsapparate wurden notwendig. Auch darf in diesem Zusammenhang das Verdauungs- und Transportsystem, das zum größten Teil ebenfalls von Muskelarbeit abhängt, nicht vergessen werden. Ferner ist hervorzuheben, daß anspruchsvollere Bewegungen eine größere Anzahl von Muskeln und damit auch viele Schaltstellen erfordern. Daß aus diesen Schaltstellen

im Laufe der Jahrmillionen auch unser Gehirn erwuchs, auf das wir so stolz sind, haben wir nicht zuletzt unseren Muskeln zu verdanken, die immer vielfältigeren Anweisungen gerecht werden mußten.

Vor über 100 000 Jahren hätte unser Urahn kaum überleben können, hätte er nicht die Schnelligkeit besessen, einem wilden, hungrigen Tier zu entkommen, und die Behendigkeit, einen Baum oder Felsen zu erklimmen, oder die Kraft, einen Stein zu schleudern oder eine schwere Holzkeule zu schwingen.

Vor 5000 Jahren bereitete es Mühe, mittels primitiv bearbeiteter Holzgeräte karge und steinige Felder zu bestellen. Es war anstrengend und zeitraubend, mit einfachen Werkzeugen Steine zu behauen.

Vor 2000, ja noch vor 1000 Jahren, dürfte die Überlebenschance des Menschen um so größer gewesen sein, je besser er seine Muskeln trainiert hatte und somit auch geschickter und gewandter mit Lanze, Schwert und Schild umgehen konnte.

Bis vor wenigen Jahrzehnten noch mußten unsere Großväter das Eisen mit dem Hammer schmieden, die Bäume mit der Axt fällen, Säcke tragen, Felder und Wiesen mit der Sense mähen und Karren schieben:

Muskeln, die sich spannten, Sehnen und Bänder, die hielten, Knochen, die stützten, Organe, die produzierten und filterten, Systeme, die transportierten und leiteten, Nervenzellen, die schalteten, Sinnesorgane, die informierten und – nicht zu vergessen – ein starker Wille, der die Befehle gab, entwickelten sich

12

also in einem Jahrmillionen währenden Prozeß in wechselseitigem Zusammenspiel dadurch, daß sie benutzt und gebraucht wurden, weil es die Umwelt ständig erforderte.« (Schnell)

Doch heutzutage scheinen wir auf einige dieser mühsam erworbenen Fähigkeiten verzichten zu können, denn die »segensreiche« Technik hat in wenigen Jahrzehnten schlagartig unsere Umwelt verändert. Noch nie in der Entwicklungsgeschichte änderten sich Lebensbedingungen so abrupt wie in den letzten 100 Jahren.

Die technischen Erfindungen verleiten uns zu Bequemlichkeit und lenken uns ab von einer der grundlegenden menschlichen Tätigkeiten – der Bewegung. Ein Zuviel an Bequemlichkeit macht krank. Der überforderte Mensch leidet zunehmend an funktionell-nervösen Krankheiten, sogenannten Organneurosen. Infolge von Verkümmerungen und Verweichlichungen unseres Körpers gewinnt der Anstieg der Zivilisationsschäden und -krankheiten eine immer klarer zu erkennende, schreckliche Bedeutung.

Das Ergebnis unserer vorwiegend im Sitzen verbrachten Freizeit ist, daß eine aktive Betätigung unserer Körpermuskeln über ein unbedingt notwendiges Maß hinaus zum Luxus wird. Folgen unseres bequemen Lebensstils sind die ständig fortschreitende Verkümmerung unseres Muskelsystems sowie die Überlastung unseres Verdauungs- und Nervensystems. Große Teile unserer Körpermuskulatur beginnen bereits zu degenerieren: eingefallene Brust, krum-

mer Rücken, dünne Arme, lascher Gang, die Stellung von Wirbelsäule und Fußgelenken entwickelt sich anormal. Der Bewegungsmangel führt zu Übergewicht, Übergewicht verursacht Plattfüße. Schmerzende Füße hindern uns daran, uns häufiger zu bewegen, als es unbedingt sein muß. Haltungsschwächen beruhen daher größtenteils auf Bewegungsarmut, die unseren Muskeln, Sehnen, Bändern und Knochen lebenswichtige Trainingsreize vorenthält.

In Büros und selbst schon in vielen Wohnhäusern ersetzen Lifte, in Kaufhäusern Rolltreppen, in Flughäfen Laufbänder unsere Muskulatur. Selbst für kleine Strecken werden häufig Bus, Straßenbahn, Auto oder Moped benutzt.

Es ist unschwer zu erkennen, daß das natürliche Zusammenspiel aller Lebensprozesse in unserem Körper durch die Annehmlichkeiten des technischen Zeitalters sehr stark gestört wurde und, was noch schlimmer ist, aus dem Gleichgewicht zu geraten droht.

Bluthochdruck, Arterienverkalkung, Krebs, Herzinfarkt sowie neurotische Störungen – um nur die derzeit verbreitetsten Zivilisationskrankheiten und -schäden zu nennen – sind die logische Folge unserer nervlichen Überbelastung.

Mehr denn je werden wir also in Zukunft gezwungen sein, Sport zu treiben, uns aktiv zu bewegen, regelmäßig zu trainieren und Übungen auszuführen, um die in einem langen Evolutionsprozeß erworbene Funktionstüchtigkeit unseres Bewegungsapparates nicht noch weiter einzubüßen.

Gesundes Bodybuilding

Wenn wir regelmäßig Sport treiben und uns dabei anstrengen, schlägt unser Herz stabiler als beispielsweise bei einem Untrainierten. Ein durch sportliches Training belastetes Herz wird im Endeffekt sparsamer beansprucht. Nicht wer sein Herz schont, hält es gesund, sondern wer es regelmäßig und systematisch belastet und anstrengt, kann sich besser vor einem Herzinfarkt schützen. Ähnlich ist es mit unseren Körpermuskeln. Wer die Muskeln der Arme, der Beine, der Schultern, des Rückens oder der Bauchseite nicht von Zeit zu Zeit anspannt – ja, am besten gegen einen entsprechenden Widerstand bewegt, muß damit rechnen, daß eben diese Muskeln im Laufe der Jahre immer kümmerlicher und schwächer werden. Ein dosiertes und sinnvoll geplantes Muskeltraining bewahrt uns vor dieser drohenden Verkümmerung. Durch eine gezielte Auswahl richtiger und wirksamer Übungen aus dem Bereich des Kraftsports läßt sich in allen gewünschten Körperpartien relativ rasch wieder die ursprüngliche Funktion der Muskeln reaktivieren.

Gesundes Bodybuilding erfreut sich deshalb in der heutigen Zeit als abwechslungsreicher und interessanter Freizeitsport zur Gesunderhaltung beziehungsweise Gesundwerdung des aktiven Muskelapparates einer immer größeren Beliebtheit.

Beginnen Sie am besten gleich mit gesundem Bodybuilding, dem Schlüssel zu Körperform und Wohlbefinden – denn Sie haben keine andere Wahl…

Was ist Bodybuilding?

Frage: »Interessieren Sie sich für Bodybuilding? Hätten Sie Lust, diesen Sport näher kennenzulernen und vielleicht selbst zu betreiben?«

»Was – wo denken Sie hin! Sind das nicht jene Verrückten, die sich einölen, und – wenn sie nicht gerade unter dem Sonnenfluter liegen – ständig vor dem Spiegel stehen, um übersteigert narzißtisch sich selbst beziehungsweise die Fülle ihrer definierten Muskelmasse andächtig zu bewundern? Die haben doch diese klotzigen, kraftbetonten Bewegungen, können nur mit angewinkelten Armen gehen, sprechen am liebsten über Muskelzuwachsraten oder vom 50er Oberarm – nein danke! So möchte ich nicht werden!«

Sicherlich, ein oberflächliches und voreilig gefaßtes Urteil über diesen Sport. Jedoch ein vorhandenes Negativ-Image, das auf einen bestimmten, wenn auch nur relativ kleinen Prozentsatz von Bodybuildern zurückzuführen ist. Entgegen dieser aus dem kommerziellen Show- und Bodybuilding abgeleiteten Auffassung möchten wir dazu beitragen, dieses Image abzubauen.

Bodybuilding zur Körperbildung

Wir möchten Sie vielmehr mit einem fitnessbetonten Bodybuilding bekanntmachen, einem jedermann zugänglichen Muskeltraining mit dem Ziel der Gewebestraffung. Ein Training, das Ihren Körper befähigen soll, überflüssiges Fettgewebe abzubauen und durch voll funktionsfähige Muskulatur zu ersetzen, und zwar genau an den Stellen, wo Sie dies wollen.

Wenn wir Ihnen also wünschen, daß Sie über dieses Buch selbst den Einstieg zum aktiven Bodybuilding finden, verbinden wir damit gleichzeitig das Ziel, Sie durch Trainingshilfen, fachlichen Rat und überzeugende Beispiele in Ihrem Wissen und Ihrem Urteil über diesen Sport selbständiger zu machen. Einen Sport, den in einer Zeit wachsenden Körperbewußtseins zahlreiche Freizeitsportler überzeugt und engagiert betreiben, weil sie den persönlichen Nutzen tagtäglich am eigenen Leibe selbst verspüren.

Geschichte des Bodybuildings

Der aus dem Englischen kommende Begriff Bodybuilding (body = Körper, und to build = (auf)bauen) heißt, ins Deutsche übertragen, nichts anderes als das »Bestreben, durch gezieltes Muskeltraining mit den verschiedensten, besonders zu diesem Zweck konstruierten Geräten zur Vervollkommnung der Körperformen zu gelangen, wobei weniger eine Leistungssteigerung, als vielmehr ein modernes Schönheitsideal erreicht werden soll« (Meyers Enzyklopädisches Lexikon, S. 422).

Bodybuilding ist darüber hinaus aber auch kein neuer Lifestyle-Trend, der wie so viele amerikanische Erfindungen über den großen Teich nach Europa schwappte. Und es wäre auch falsch, Bodybuilding mit jenem Wettkampfsystem zu verwechseln, das 1946, von zwei cleveren und geschäftstüchtigen Brüdern initiiert, durch die Ausrichtung des ersten internationalen Showvergleichs zwischen Kanada und den USA seinen vor allen Dingen kommerziell glorreichen Aufschwung nahm.

Nein, die Wurzeln des Bodybuilding reichen viel weiter zurück. Muskelbildung durch Kraftübungen, denn dies ist unter gesundem Bodybuilding zu verstehen, nimmt seine Anfänge bereits in grauen Vorzeiten, wie archäologische Funde in China (3600 v. Chr.), Ägypten (3400 v. Chr.), Griechenland (2000 v. Chr.) oder Italien (200 v. Chr.) mannigfaltig belegen. Aus überlieferten Quellen ist uns bekannt, daß sich die Menschen schon sehr früh intensiv mit dem Muskeltraining beschäftigten (Pausanias, Antyllus, Galen, Seneca), daß sogar Frauen die Hanteln mit großer Leichtigkeit »geschwenkt« hätten (Martial und Juvenal) und daß man sich selbst noch im hohen Alter der Körperformung widmete (der griechische Arzt Galen um 200 v. Chr.). Viel Wissen um die gesundheitliche Bedeutung eines körperumfassenden Muskeltrainings ging in den nachfolgenden Jahrhunderten der Völkerwanderungen und im finsteren Mittelalter leider unwiederbringlich für die Menschen verloren.

Die Wiedergeburt des athletischen Kraftsports im allgemeinen und eines gezielten muskulären Körpertrainings im besonderen erlebten dann unsere Vorväter gegen Ende des letzten Jahrhunderts, als sich 1891 der Deutsche Athletenverband offiziell gründete und der gesamten athletisch orientierten Sportbewegung den notwendigen organisatorischen Rahmen gab.

Als Pioniere eines bereits systematisch betriebenen Muskeltrainings gelten dabei ebenso eine Reihe herausragender Amateurathleten wie auch berühmte Professionals, die – wie Arthur Saxon, Georg Hackenschmith oder Eugen Sandow – einerseits für gutes Geld ihre »Kraftproduktionen« einem begeisterten Publikum anboten, andererseits teilweise selbst Kraftschulen betrieben.

Eine Variante und Spielart des Krafttrainings entwickelte sich dabei aus dem sogenannten »Maxick-Saldo-System der Körperkultur«. Der Württemberger Max Sick hatte es entwickelt und in seinem 1914 erschienenen Buch »Muskel-

beherrschung oder Körperentwicklung durch Willenskraft« vorgestellt. Da dieses Trainingssystem eine nicht geringe Anhängerschaft hervorbrachte, kann man durchaus die Auffassung unterstützen, daß hier eine der wesentlichsten Keimzellen für das sich später entwickelnde klassische »Posing-Bodybuilding« entstand, bei dem es nicht mehr um Leistungen in bestimmten sportlichen Disziplinen oder Übungen ging, sondern allein darum, durch geeignete Körperposen bestimmte Eigenschaften des Muskels – wie Masse, Vaskularität, Definition usw. – in den Vordergrund zu stellen und mit gewissen Showeffekten im direkten Vergleich der Konkurrenten untereinander optisch darzustellen. Max Sick kann deshalb als Wegbereiter und geistiger Vater des erst später aufkommenden sogenannten »Posing-Bodybuilding« bezeichnet werden.

Betrachtet man die Geschichte der Sportverbände, dann könnte es so scheinen, als sei das gezielte Muskeltraining eine Abspaltung vom klassischen Kraftsport der Schwerathletik (Gewichtheben und Ringen).

In Wirklichkeit entstammen alle Disziplinen einer gemeinsamen Wurzel und sind auch heute noch eng miteinander verbunden. Während es die gewachsenen Amateursportverbände bei der ursprünglichen Bezeichnung Kraft- beziehungsweise Muskeltraining beließen, haben es die kommerziell orientierten Organisationen mit dem aus der englischen Sprache entliehenen Wort Bodybuilding versehen – die Trainingsform als solche ist jedoch identisch!

»Muskeltraining für jedermann«, so sagen die einen, oder »Bodybuilding«, »Bodystyling« oder »Bodyshaping«, so sagen die anderen, erfreut sich im Freizeit- und Breitensport gleichermaßen einer immer größer werdenden Beliebtheit. Und dies ist aufgrund der gesundheitlichen Aspekte, die diese Trainingsform zu bieten hat, die Hauptsache. Es handelt sich um eine Sportart, deren gesundheitlicher Nutzen viel zu lange nicht ernstgenommen und deren präventive, soziale und auch kulturelle Funktion erst heute, wenn auch langsam, so richtig erkannt wird.

Mit der Geschichte des Muskeltrainings ist natürlich auch eng die Geschichte und Entwicklung der Kraftsportgeräte verbunden. Von natürlichen Gewichten (Steine) über zweckentfremdete (Waffen, Kanonenrohre) und künstliche Geräte (Bierfässer, Eisenkugelhanteln, Scheibenhanteln) spannt sich der Entwicklungsbogen bis zu den chromblitzenden oder elegant-mattlackierten Trainingsgeräten und – neuerdings und zeitgemäß – computergesteuerten, elektronischen Kraftmaschinen, bei denen nicht mehr gegen einen äußeren Widerstand (Gewichtsscheibe), sondern gegen eine Kraft trainiert wird.

Mit der Entwicklung der Trainingsgeräte haben sich im Bereich des Krafttrainings natürlich auch Ansichten, Methoden und Erfahrungen selbst verändert beziehungsweise sind im Wandel begriffen.

Ist Kraft trainierbar?

»Durch richtiges Muskeltraining kann man seine Kraft steigern.« Dieser Meinung sind viele Menschen – sicherlich auch Sie. Warum auch nicht? Denn so liest man es schließlich seit Jahrzehnten in vielen sportwissenschaftlichen Lehrbüchern. Und die Wissenschaft ist ja, nach Michel Foucault, diejenige Institution, deren Aussagen der größte Wahrheitsgehalt zugesprochen wird. Trotzdem möchten wir Sie bitten, über den Wahrheitsgehalt dieser Aussage selber etwas nachzudenken, wenn Sie die nachfolgenden Gedanken und Ausführungen zu diesem Thema aufmerksam durchgelesen haben. Zunächst eine allgemeine Bemerkung. Wissenschaftlich fundierte Erkenntnisse sind, wie wir wissen, so lange wahr, wie sie nicht widerlegt sind; sobald ein Gegenbeweis angetreten werden kann, werden die alten Behauptungen schnell auf den »wissenschaftlichen Müllhaufen« geworfen. Hinzu kommt die Tatsache, daß die Ergebnisse wissenschaftlicher Untersuchungen immer so gut sind wie die Untersuchungsmethoden und das hierfür benutzte Meßinstrumentarium.

Die nun nachfolgend aufgestellten Hypothesen – eine wissenschaftlich fundierte Beweisführung steht noch aus – stützen sich auf die Ergebnisse einer großen Anzahl objektiver Messungen, die mit einem völlig neuen Meßinstrumentarium zur Kraft- und Leistungsanalyse, das gleichzeitig auch als Trainingsgerät im Spitzen- und Breitensport sowie in der Rehabilitation eingesetzt werden kann, erhoben wurden.

Mit diesem Gerät ist es zum ersten Mal möglich, Kraft als physikalische Größe – F (Kraft) = m (Masse) x a (Beschleunigung) – meßbar zu machen. Die umfangreichen Tests wurden an vielen hundert Probanden (hochtrainierten Athleten, Freizeitsportlern sowie sportlich untrainierten Personen) auf diesem elektronisch gesteuerten Gerät für eingelenkige Bewegungen durchgeführt.

Bei dem eingesetzten MOTRONIK-Gerät handelt es sich um eine technische Neuentwicklung mit derart innovativem Charakter, daß bestimmte Fragestellungen aus der Muskelphysiologie erst jetzt in Angriff genommen werden können und daher zu erwarten ist, daß in der Forschung eine Reihe bisheriger sportwissenschaftlicher Erkenntnisse bald neu interpretiert werden müssen.

Doch wir wollen Sie ja zum Nachdenken anregen. Dazu der naturwissenschaft-

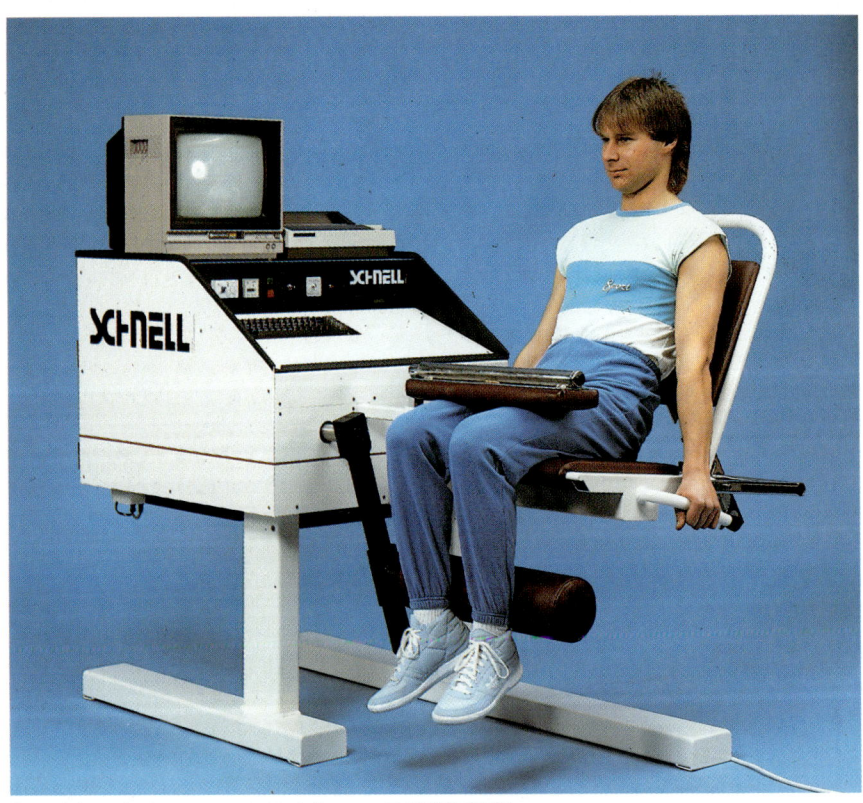

Das elektronisch gesteuerte Trainingsgerät MOTRONIK

lich als auch trainingsmethodisch interessierte Erfinder und Konstrukteur des Schnelltrainers »MOTRONIK«:

»Die Armbeugekraft einer männlichen Durchschnittsperson (170–180 cm Körperhöhe) beträgt – bei einer Winkelstellung von ca. 90° – ungefähr zwischen 160–180 Nm. Diesen Wert erreichten fast 80% aller gemessenen Personen. Trainierte Personen erreichten im Schnitt keine höheren Werte als Untrainierte! Verwandte (beispielsweise Väter und Söhne oder Brüder) waren erstaunlich oft fast gleichstark. Die Ergebnisse und die Daten einer Reihe weiterer Untersuchungen erhärten die These, daß Kraft angeboren ist und nicht oder zumindest kaum trainiert werden kann.«

Was ist es aber dann, was wir bislang unter Kraftzuwachs verstanden haben? Dazu J. Schnell: »Dicke Muskeln sind stärker als dünnere, hört man häufig einen Bodybuilder sagen, wenn er uns – überzeugt von der Sinnhaftigkeit seines Tuns – darüber belehren möchte, warum er stundenlang seinen Bizeps leiden läßt. »Ich kann beweisen, daß meine Kraft mit der Dicke meiner Muskeln immer mehr zunimmt.««

Lassen Sie sich von solchen Aussagen nicht verwirren, denn hier wurde Kraft mit Leistung verwechselt.

$$P \ (\text{Leistung}) = \frac{W \ (\text{Arbeit})}{t \ (\text{Zeit})} \ \text{und}$$

$$W \ (\text{Arbeit}) = F \ (\text{Kraft}) \times s \ (\text{Weg}).$$

Objektive Messungen haben ergeben, daß große Muskeln (das heißt Muskeln von großen Personen) in der Regel stärker sind als kleine Muskeln (Muskeln von kleinen Personen). Doch dicke (hypertrophierte) Muskeln sind eher schwächer als mittlere und dünne! So sind beispielsweise Muskeln von Hoch- und Weitspringern, die beim Absprung größte Kräfte entwickeln müssen, sehr schlank. Das ist ja auch ganz natürlich, daß dicke Muskeln eher schwächer als dünnere sind, denn die durch extreme Trainingsmaßnahmen aufquellenden Muskelfasern drücken einander zur Seite, so daß die außen liegenden Fasern dieses dicken Muskels nicht mehr in Zugrichtung liegen. Sie ziehen sozusagen in entgegengesetzte Richtungen, womit der Wirkungsgrad des Muskels abnimmt, bis er im Extremfall fast den Wert »Null« erreicht (siehe Abb. S. 20). Es wäre demnach sinnvoller, sich Muskeln anzueignen, die vielmehr in ausgewogener Weise all jene Eigenschaften in sich vereinigen, die von Natur aus vorgegeben sind, nämlich:

1. Kraft über einen möglichst großen Bewegungsbereich
2. Kraft auch bei hohen Geschwindigkeiten (= Leistung)
3. Kraft über möglichst lange Zeit (ergibt zusammen mit Geschwindigkeit ein hohes Arbeitsvermögen)

Veränderungen dieser einzelnen Eigenschaften – soweit möglich – gehen innerhalb des Muskels auch immer mit einer qualitativen und quantitativen Veränderung seiner Bestandteile einher, was sich auch auf seine Form auswirkt. Sind alle Eigenschaften in ausgewogener Weise vorhanden, so muß auch die Form der Muskeln optimal sein. Sind diese Eigenschaften nicht in ausgewogener Weise vorhanden, so kann auch die Form der Muskeln nicht optimal sein. Ein Bizeps, dessen extremer Umfang eine volle Armbeuge nicht mehr ermöglicht und der schon bei geringen Spannungen infolge seines hohen Innendruckes die Blutzufuhr abschnürt und dadurch schnell ermüdet, kann in seiner Form nicht optimal sein!

Mit Hilfe der oben erwähnten Messungen konnte auch nachgewiesen werden, daß sich – bei positiv dynamischen Bewegungen – die nutzbare Kraft bei steigender Geschwindigkeit verringert. Beim mitteldicken Muskel war der Kraftverlust am geringsten. Sehr dünne Muskeln schnitten aber schlechter ab als sehr dicke. Diese dynamische Kraft (Leistung im physikalischen Sinne) ist durch Training beeinflußbar. Diese Ausführungen führen zu folgender Annahme: Wer mit größerer Bewegungsgeschwindig-

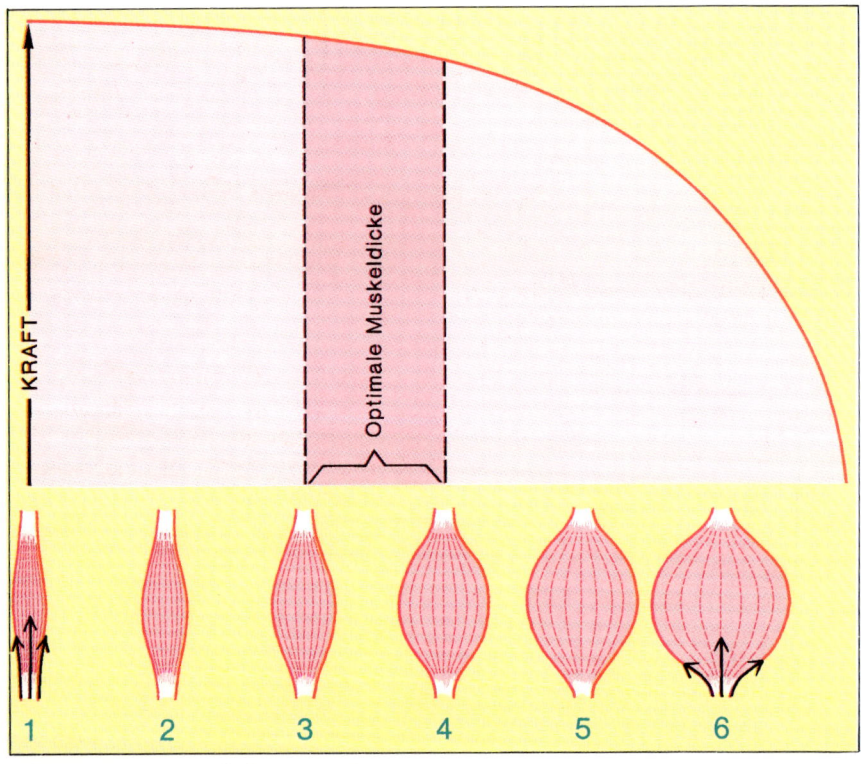

Kaum abnehmende Kraft bis **zu Muskel 3 + 4; jedoch starke Zunahme der lokalen Ausdauer** und weiterer positiver Eigenschaften. **Stark abnehmende Kraft ab Muskel 4. Kaum noch** Zunahme von positiven Eigenschaften

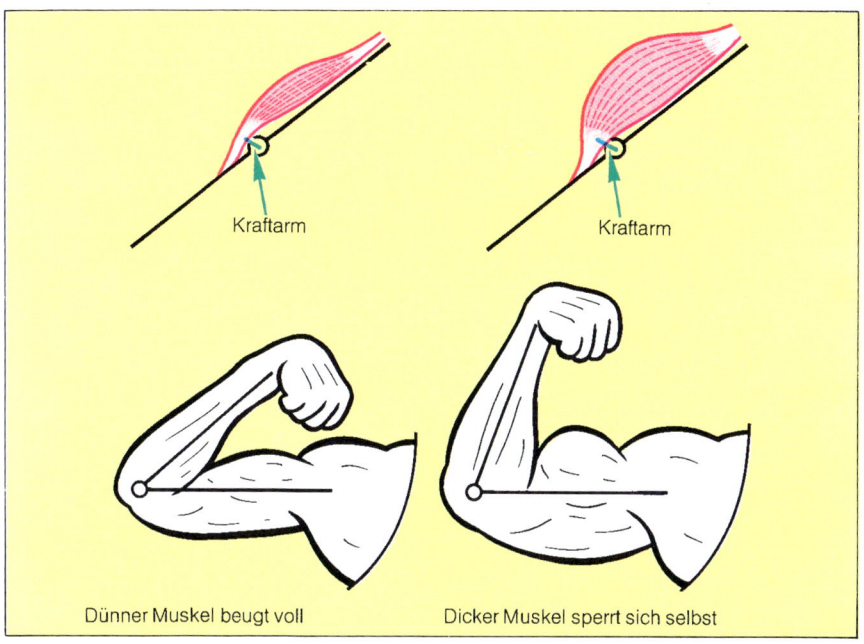

Kraftarm   Kraftarm

Dünner Muskel beugt voll   Dicker Muskel sperrt sich selbst

Der Kraftarm bei gestrecktem Arm ist bei dicken Muskeln größer als bei dünnen – daher bei gleicher Zugkraft größere Beugekraft!

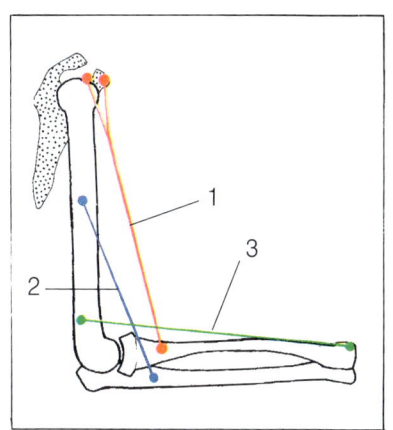

1 Zweiköpfiger Armmuskel; 2 Armbeuger;
3 Oberarmspeichenmuskel

keit trainiert, wird keine allzu dicken Muskeln bekommen. Wer dicke Muskeln will, muß langsam trainieren.

Bei stark angewinkeltem (gebeugtem) Arm können dünne Muskeln noch höhere Kraft aufbringen als dicke Muskeln. Ein dünner Muskel kann noch voll beugen, während ein dicker Muskel sich selbst sperrt. So waren manche Versuchspersonen mit sehr dicken Muskeln schon bei rechtwinkliger Beugeposition des Ellenbogengelenks am Ende (siehe Abb. oben). Dünne Muskeln sind bei stark gebeugtem Arm stärker, bei gestrecktem Arm jedoch schwach; bei dicken Muskeln ist es genau umgekehrt.

21

Der Kraftarm bei gestrecktem Arm ist bei dicken Muskeln größer als bei dünnen – daher bei gleicher Zugkraft größere Beugekraft (siehe Abb. S. 21). Die fülligste Kraftkurve erreichen mitteldicke Muskeln.

Daraus folgt: Training über den vollen Bewegungsbereich verhindert extreme Muskelbildung. Wer optimale Muskeln anstrebt, sollte deshalb von »Anschlag zu Anschlag« trainieren, das heißt, die Bewegungsamplitude voll ausnutzen.

Arbeitsleistung des Muskels

Die Arbeitsleistung eines Muskels ist enorm trainierbar. Fälschlicherweise wird hier Leistung oft mit Kraft gleichgesetzt. Bei einem täglichen Armbeugetraining über einen Zeitraum von 40 Sek. ohne Erholungsmöglichkeit der Muskulatur (die Bewegungsgeschwindigkeit betrug ca. 40 Wiederholungen pro Minute) waren bereits nach zwei Wochen Steigerungen der Arbeitsleistung bis zu 50% (!) zu beobachten.

Die dünnen Muskeln schnitten hier am schlechtesten ab. Bessere Werte erreichten die dicken Muskeln. Ihr Nachteil war dabei, daß sie nicht über den vollen Arbeitsbereich (Bewegungsamplitude) Leistung erbringen können. Sieger in diesem Wettbewerb war auch hier wieder eindeutig der mitteldicke Muskel, was am Beispiel von Ruderern und Radfahrern deutlich wird. Die Leistungsfähigkeit eines Muskels läßt sich am Motronikgerät schon durch einen Satz pro Trainingseinheit steigern. Eine Dickenzu-

nahme durch einen Satz würde nur bei sehr dünnen Muskeln erreicht werden.

Schlußfolgerung: Wer den Muskel leistungsfähiger machen will, dem genügt bei entsprechenden Trainingsinhalten bereits ein Satz pro Übung. Wieweit man dabei in den Ermüdungsbereich gehen soll, ist noch nicht bekannt.

Viele Sätze machen die Muskeln dick. Nach mehreren Übungssätzen ermüden die dünnen untrainierten Muskeln sehr schnell und die Arbeitsleistung fällt von Satz zu Satz stark ab. Dicke Muskeln verfügen über eine bessere Erholungsfähigkeit, trotzdem fiel auch bei ihnen die Arbeitsleistung nach mehreren Wiederholungen stark ab. Insgesamt waren mehr Sätze möglich. Der mittlere Muskel erholte sich am schnellsten und die Arbeitsleistung fiel nicht so stark ab. Mehr Sätze als beim dicken Muskeltyp waren jedoch auch nicht möglich.

Schlußfolgerung: Wer dicke Muskeln anstrebt, muß diese durch viele Satzwiederholungen immer wieder ermüden, wodurch die Glykogenspeicher regelmäßig entleert werden.

Sie sehen, daß richtiges Bodybuilding nicht so einfach ist, wie uns manche glauben machen wollen, wenn sie meinen, man müsse nur ein ordentliches Gewicht nehmen, sich genügend Proteindrinks einverleiben und täglich vier Stunden trainieren. In erster Linie ist die Zielstellung das Maß aller Dinge.

Bevor Sie also mit dem persönlichen Training beginnen, sollten Sie sich darüber klar werden, welche Zielsetzung Sie bezüglich Ihres Trainings haben und Ihr Programm entsprechend planen.

Extrem-Bodybuilding

Hier ist das Ziel ein extremer Körperbau, das heißt noch dickere Muskeln, dünnere Haut und schärfere Teilung. Durch jahrelanges härtestes Training werden größtmögliche Muskelmassen herangebildet.

Um die für den Wettkampf gewünschte perfekte Definition (scharfe Teilung der einzelnen Muskeln unter extrem dünner Haut mit geringem Unterhautfettgewebe) zu erreichen, bedarf es einer strengen Diät und oft wochenlangem Hungerns, besonders wichtig vor den Wettkämpfen.

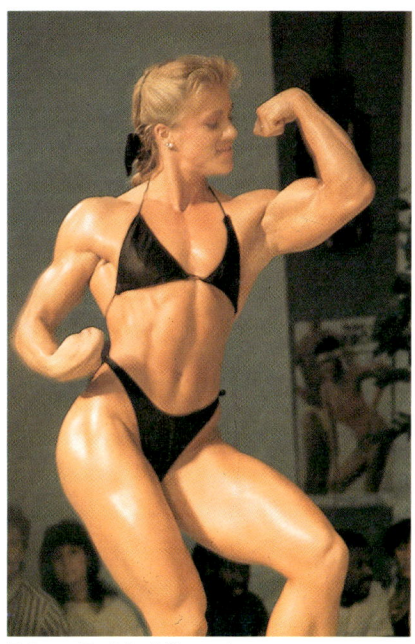

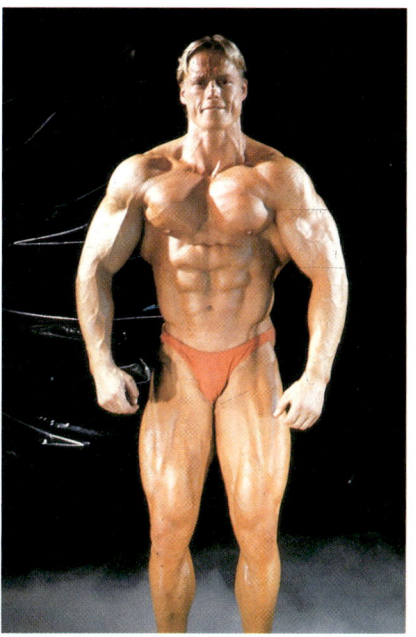

Extrem-Bodybuilding oder ...

Fitnessbetontes Bodybuilding

Hier ist das Ziel ein optimaler Körperbau, das heißt Muskeln, die ein Höchstmaß an Beweglichkeit, an dynamischer Kraft über den vollen funktionalen Bewegungsbereich und an Arbeitsleistung ermöglichen.

Das vorliegende Buch kann Ihnen jedenfalls nur mit Bodybuilding im Sinne eines gesundheitsbewußten und optimalen Körpertrainings mit Ratschlägen und Empfehlungen zur Seite stehen – dem gesunden Bodybuilding der Zukunft. Auch Sie werden die positiven Auswirkungen »am eigenen Leibe« spüren.

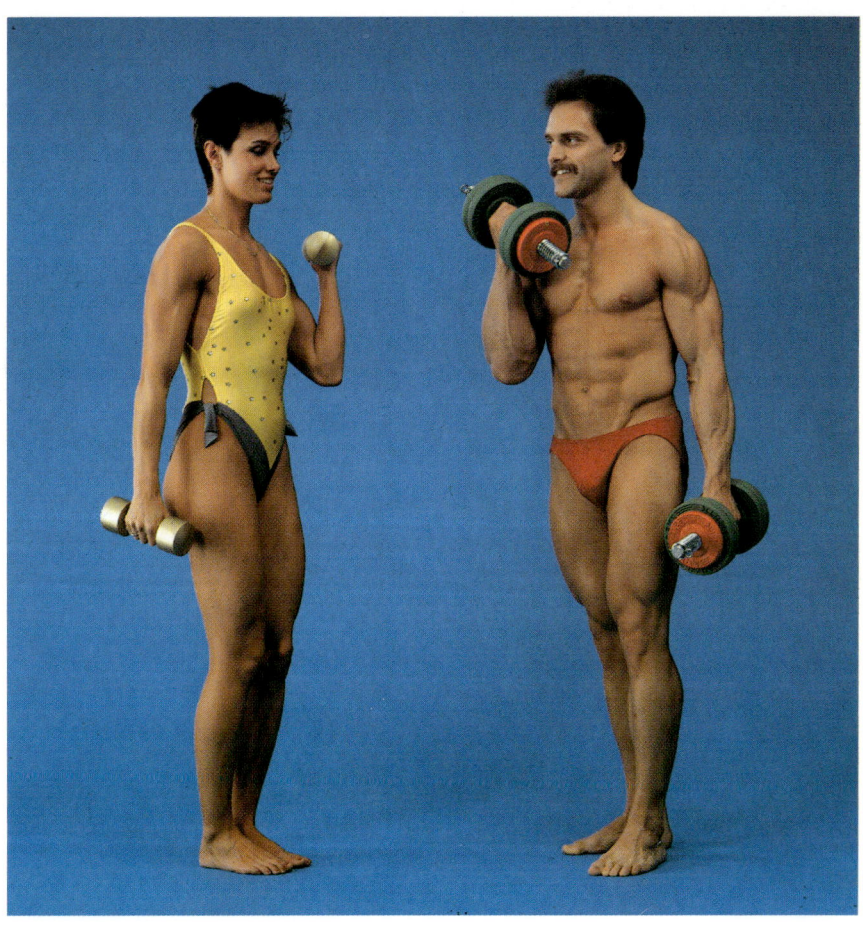

... fitnessbetontes Bodybuilding?

24

Bin ich ein Bodybuilder?

Haben Sie sich für den zweiten Weg entschieden, können wir Ihnen mit gutem Gewissen sagen: Jeder, aber auch wirklich jeder, kann gesundes Bodybuilding betreiben. Selbst wenn Sie sich längere Zeit nicht mehr sportlich betätigt haben, können Sie einen wohltuenden Einstieg finden und Ihr körperliches Wohlbefinden in relativ kurzer Zeit verbessern. Und wenn Sie regelmäßig, systematisch und dosiert über einen längeren Zeitraum trainieren, werden Sie sogar deutliche Fortschritte im Bereich Ihrer eigenen muskulären Leistungsfähigkeit feststellen können.

Was gilt es zu beachten?

Beim fitnessbetonten, gesunden Bodybuilding ist immer Ihr persönliches Ziel entscheidend. Und das kann sehr unterschiedlich sein. Die meisten Männer wollen Muskelmasse zulegen; bei den meisten Frauen soll Körperfett beziehungsweise Bindegewebe abgebaut werden, sie wollen schlanker werden. Natürlich kann auch der umgekehrte Fall möglich sein! Je nach Ihrem persönlichen Trainingswunsch wollen wir Sie deshalb mit drei verschiedenen Hauptzielen vertraut machen und Sie gleichzeitig zum Mitdenken anregen, was für Sie am ehesten in Frage kommt:

Gesunderhaltung

Bodybuilding als Grundlage für gesunde Muskelfunktionen und als Vorbeugung gegen die weitverbreiteten Zivilisationskrankheiten.

Sie haben den Wunsch, daß sich Ihre Muskeln an ein mäßiges, aber regelmäßiges Training gewöhnen sollen, Sie sind auf dem sportlichen Feld des gesunden Bodybuildings ein Neuling und wollen ein rein vorbeugendes Muskeltraining für die Gesunderhaltung Ihres passiven und aktiven Bewegungsapparates durchführen. Dann ist es angebracht, daß Sie:

in den einzelnen Übungen nur so viele Wiederholungen und diese mit einem solchen Gewicht ausführen, daß Sie nicht nur nach Beendigung eines Übungssatzes, sondern auch noch nach dem gesamten Training zwar ermüdet sind, aber sich immer noch wohl fühlen. Sie sollten in den ersten Trainingswochen nur nach Gefühl trainieren und versuchen, in Ihren Körper hineinzuhören.

Fitness

Bodybuilding als ästhetische Körperfitness, um körperlich beziehungsweise muskulär besser auszusehen.

Sie wünschen, daß Ihre Muskeln eine optimale Form erhalten und gleichzeitig plastischer werden sollen.

Sie wollen an bestimmten Körperpartien überflüssige Pfunde verlieren, Ihr Gewebe straffen und gleichzeitig muskulär wieder an Kontur gewinnen. Dann erreichen Sie dies am ehesten, wenn Sie:

– leichte bis mittlere Belastungen wählen (das heißt Trainingsgewichte zwischen 30–50% der maximalen Bestleistung in der jeweiligen Übung,
– pro Übung relativ viele Sätze trainieren,
– pro Übungssatz so viele Wiederholungen ausführen, bis die Muskeln erschöpft sind (bis Sie »nicht mehr können«),
– sich bei der Ausführung an ein relativ hohes Bewegungstempo halten beziehungsweise das Gewicht während jeder Wiederholung willentlich immer neu beschleunigen und
– sich zwischen den Übungssätzen relativ kurze Pausen gönnen.

All dies erhöht nicht nur die Muskeldurchblutung, sondern führt auch zu einer zellulären Entwässerung und lokalen Anregung des Fettstoffwechsels. Als Folge werden die in der Muskulatur eingelagerten Fettzellen mit der Zeit verbrannt und der Muskel gewinnt eine harmonisch-schöne, plastische Form.

Leistung

Leistungsbezogenes Bodybuilding und persönliche Herausforderung.

Sie wünschen, daß einzelne Muskeln voluminöser und bestimmte Körperpartien leistungsfähiger werden sollen. Falls Sie solche Muskeln aufbauen wollen, dann ist es wichtig, daß Sie:

– mittlere Belastungen wählen (das heißt Trainingsgewichte zwischen 40–60% von der maximalen Bestleistung in der jeweiligen Übung),
– pro Übung verhältnismäßig viele Sätze trainieren,
– einen Übungssatz mit so vielen Wiederholungen ausführen, bis die Muskeln erschöpft sind, das heißt, bis Sie »wirklich nicht mehr können«,
– sich innerhalb eines Übungssatzes strikt an ein gleichmäßig-ruhiges, kontinuierliches Bewegungstempo halten und
– sich zwischen den einzelnen Übungssätzen nur relativ kurze Erholungspausen gönnen.

Sportliche Voraussetzungen

Ein wesentlicher Vorteil des Bodybuildings ist, daß es für die verschiedenen Trainingsziele die entsprechenden Trainingsmethoden und auch ganz spezielle Übungen gibt.

Die zahlreichen Übungen, unterteilt in eingelenkige Grundübungen, mehrgelenkige Teilübungen und komplexe Gesamtübungen, aufgeteilt in verschiedene Körperpositionen (Stand, Sitzen, Rücken-, Bauchlage) und mit unterschiedlichen Geräten durchführbar (Faust-, Kurz-, Langhanteln, Trainingsgeräte und Kraftmaschinen), ermöglichen, daß Sie für gesundes Bodybuilding weder bestimmte körperliche Fähigkeiten noch sportliches Talent benötigen.

Bodybuilding kann von jedermann betrieben werden, wobei man im Rahmen seiner individuellen Möglichkeiten versuchen kann, sich den eigenen Erfordernissen und Zielstellungen entsprechend zu verbessern.

Persönliche Einschränkungen

Gesundes Bodybuilding kann gleichermaßen von jung und alt betrieben werden, da es im prophylaktischen (vorbeugenden), sportlichen (leistungsfördernden) und rehabilitativen (aufbauenden) Sinne eine breite Palette von Möglichkeiten eröffnet. Voraussetzung ist lediglich die richtige Auswahl von Geräten, Übungen sowie methodischen Trainingsempfehlungen. Lassen Sie sich deshalb im Zweifelsfalle von ausgebildeten Übungsleitern oder Trainern beraten. Beachten Sie außerdem unsere in Stufe 2 aufgeführten Grundregeln.

Wie finde ich den Einstieg?

Gesundes Bodybuilding erfreut sich einer immer größeren Beliebtheit und wird inzwischen von vielen Menschen in ihrer Freizeit betrieben. Auch in der Übungsleiter- und Trainerausbildung ist Bodybuilding inzwischen zu einem festen Bestandteil geworden.

Sollten Sie beim Bodybuilding in den eigenen vier Wänden nicht mehr weiterkommen, sind die vom DSB beziehungsweise seinem Fachverband BVDG fachlich ausgebildeten Übungsleiter und Lehrer Ihres örtlichen Kraftsportvereins – Sie finden die Adressen der Fachverbände im Anhang – sicherlich in der Lage und gerne bereit, Sie zu beraten und zu unterweisen.

Materieller Aufwand

Der Wert des Bodybuildings für muskuläre Fitness und körperliches Wohlbefinden liegt auch darin, daß die einzelnen Übungen mit einer zusätzlichen Belastung ausgeführt werden können. Dies muß natürlich nicht sein, wie unser Eingewöhnungsprogramm zeigt, doch ist es deshalb sinnvoll und erstrebenswert, da das Training dosiert, abgestuft und systematisch Schritt für Schritt aufgebaut werden kann. Überforderungen können daher nahezu ausgeschlossen werden.

Als zusätzliche Belastung können Sie zum Beispiel beliebige Gegenstände wählen, die Sie bereits besitzen und die deshalb jederzeit für Sie greifbar sind: Plastikflaschen mit einem Haltegriff, die Sie von Woche zu Woche mit Wasser oder Sand etwas schwerer machen können, Bücher unterschiedlicher Dicke und Schwere oder selbstgebastelte Holzklötze unterschiedlichen Gewichts usw.

Am bequemsten sind jedoch gußeiserne Fausthanteln oder – noch besser – Kurzhanteln mit Scheiben und Federverschluß, da hier das jeweils gewünschte Gewicht schnell verändert werden kann. Auch eine Übungs-Langhantel und eine Trainingsbank für den Hausgebrauch sind angebracht, wenn Sie die Möglichkeiten eines umfassenden Bodybuilding-Trainings noch weiter verbessern möchten. Ein Vorteil der Kleingeräte ist außerdem, daß sie wenig Platz benötigen und in der Anschaffung sehr kostengünstig sind.

28

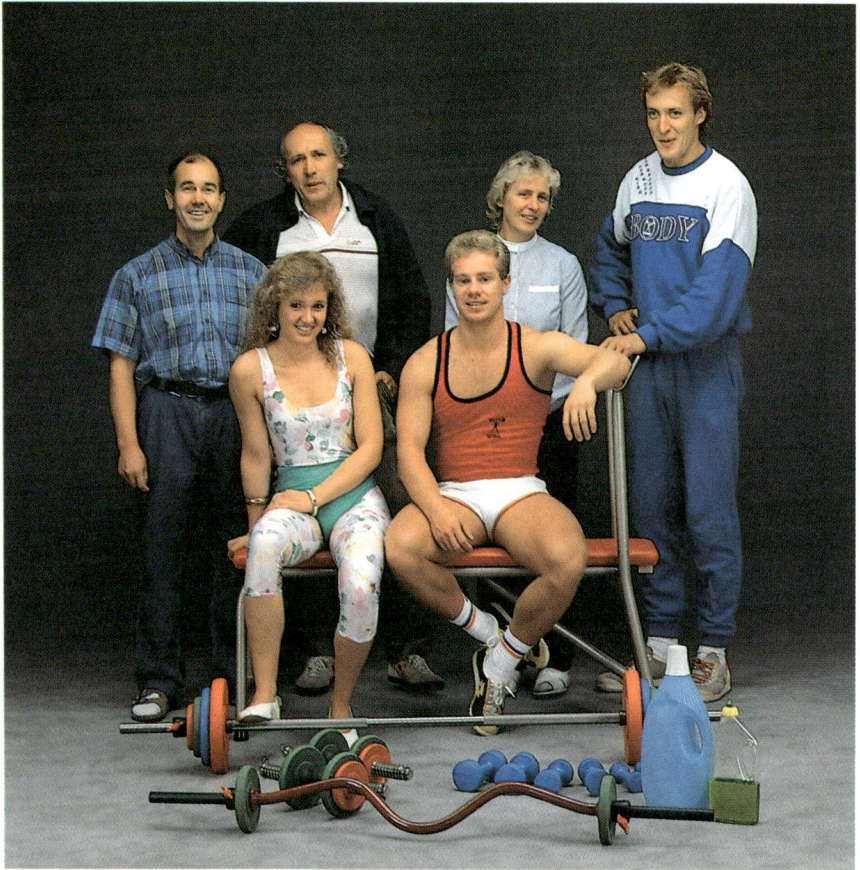

Einfache Grundausstattung für ein Familientraining zu Hause ...

Schon mit den folgenden Geräten kann eine Familie die meisten der in diesem Buch vorgestellten Trainingsprogramme auch zu Hause trainieren:
– 1 Hantelstange (150–200 cm lang),
– jeweils 2 Gewichtsscheiben à 15 kg, 10 kg und 5 kg,
– 2 Kurzhantelstangen mit insgesamt jeweils 4 Gewichtsscheiben à 2,5 kg und 1,25 kg (die gleichzeitig auch auf die Hantelstange passen sollen!) und
– 1 verstellbare Drückerbank mit Hantelablage oder Schrägbank für das Kurzhanteltraining.
– Für Damen und Kinder sind zu Beginn ein oder zwei Paar Fausthanteln mit einem Gewicht zwischen 1–4 kg zu empfehlen.

29

Zeitlicher Aufwand

Natürlich besteht zwischen Trainingshäufigkeit und konditionellem Leistungsstand eine enge Wechselwirkung.

Doch in erster Linie wird der Zeitaufwand, den Sie für Ihr Bodybuildingtraining aufwenden, von der persönlichen Zielstellung abhängen, ob Sie also Bodybuilding zur Gesunderhaltung, zur körperlichen Fitness oder als Leistungstraining betreiben wollen. Nähere Einzelheiten hierüber erfahren Sie in der 5. Stufe unter dem Stichwort Trainingshäufigkeit.

Richtiges Training

Bevor Sie nun mit den verschiedenen Trainingsprogrammen starten, sollten Sie die nächsten 10 Punkte aufmerksam durchlesen, da diese Richtlinien und Ratschläge für die Trainingsplanung und Trainingsdurchführung zu beachten sind.

1. Wenn Sie schon längere Zeit keinen Sport mehr betrieben haben, holen Sie sich von Ihrem Arzt (am besten einem Sportarzt) grünes Licht, bevor Sie in Ihr neues Freizeittraining einsteigen. Zeigen Sie Ihrem Arzt am besten auch unsere Trainingsanleitungen!
2. Achten Sie auf bewußte Ernährung und trainieren Sie nie unmittelbar vor oder nach dem Essen. Mindestens 2 Stunden Abstand sind aus physiologischen Gesichtspunkten am günstigsten. Trinken Sie während des Trainings Mineralwasser mit etwas natürlichem Fruchtsaft (Zitrone, Orange) gemischt; jedoch nur einen kleinen Schluck nach jeweils 1–2 Sätzen!
3. Wenn Bodybuilding für Sie eine neue Sportart ist, gilt die Devise: mäßig und dosiert. Erlauben Sie Ihren Muskeln eine Anpassungszeit – ohne Muskelkater!
4. Beginnen Sie ihr Haupttraining erst nach gründlichem Aufwärmen des gesamten Körpers: 5 Minuten Kreislauftraining und Dehngymnastik (Stretching). Außerdem sollten Sie den ersten Satz pro Übung immer mit einer geringen Belastung ausführen!
5. Trainieren Sie immer mit Kontrolle und Gefühl und führen Sie jede Wiederholung in der optimalen Bewegungsamplitude aus!
6. Lassen Sie sich während einer Übung nicht ablenken. Erleben Sie jede Bewegung bewußt; dies erhöht die Wirkung.
7. Bringen Sie System in Ihr Training: Trainieren Sie nicht in zu großen Abständen; Ihre »chemische Küche« Muskulatur kann nur ohne lange Trainingspausen am Brodeln gehalten werden!
   Trainieren Sie möglichst immer zur gleichen Zeit!
8. Trainieren Sie nicht immer stereotyp die gleichen Übungen. Suchen Sie die Abwechslung: Tauschen Sie

von Zeit zu Zeit Ihr Trainingsprogramm gegen ein anderes aus!

9. Lassen Sie sich von Experten beraten. Ein gutes Trainingsprogramm muß auf Ihren Typ und Ihre persönlichen Erfordernisse abgestimmt sein!

10. Der Erfolg ist dann am größten, wenn Ihnen »gesundes Bodybuilding« Freude bereitet. Werfen Sie deshalb beim Training Ihre Alltagssorgen ab!

Im folgenden möchten wir Ihnen nun eine Reihe unterschiedlicher – aber praxisbezogener – muskulärer Übungsprogramme vorstellen.

Einerseits möchten wir damit denjenigen von Ihnen, die bisher noch keine persönlichen Erfahrungen mit gesundem Bodybuildingsport sammeln konnten, einen Vorgeschmack geben auf individuelles Wohlbefinden und selbsterlebtes Körperformen. Andererseits hoffen wir, auch bereits etablierten Bodybuildern abwechslungsreiche, bisher noch unbekannte und deshalb interessante Vorschläge für ein sinnvoll betriebenes und dosiertes Ganzkörpertraining vorzustellen.

Programme zum Eingewöhnen

»Die sportliche Betätigung in der Einzeldisziplin garantiert keineswegs die körperliche Ertüchtigung schlechthin, sondern nur das Training des gesamten Bewegungsapparates garantiert eine Gesamtkörperschulung mit entsprechender Gewandtheit, Geschicklichkeit, rationellen und schnellen Reaktionen sowie Sicherheit im Bewegungsablauf, was schließlich Erkrankungen und Verletzungen verhindert.«

(Prof. Dr. A. Klümper)

Wirbelsäulengymnastik

1. Trainingsprogramm

Für unser erstes, spezielles Programm, das auf gymnastischen Übungsvorschlägen des bekannten und erfahrenen Freiburger Sportmediziners Prof. Dr. med. Armin Klümper beruht, benötigen Sie keine Geräte. Dies hat den Vorteil, daß die Übungen nahezu überall ausgeführt werden können – also frühmorgens kurz nach dem Aufstehen, während der Mittagszeit im Büro, abends vor dem Zubettgehen, in den Ferien oder zu jeder sonst beliebigen Zeit, die Sie sich dafür reservieren.

Doch nicht nur für Sie als Einsteiger stellt dieses Programm einen wichtigen vorbereitenden Schritt in Richtung auf ein muskulär betontes Üben mit Widerständen (Gewichten, Kurz- und Langhanteln, Trainingsmaschinen usw.) dar; auch wenn Sie bereits schon seit Jahren Sport treiben – ob als engagierter Hobbysportler oder gar als hochtrainierter Leistungssportler –, kann und sollte dieses Programm immer wieder Pflichtlektüre sein.

»Muskulär betonte Ganzkörperübungen haben nicht allein die Aufgabe, Funktionsstörungen zu beseitigen; sie dienen der systematischen Vorbereitung des Bewegungsapparates auf das eigentliche Training.«

(Prof. Dr. A. Klümper)

Wenn Sie das nun folgende Programm mehrere Wochen lang regelmäßig ausführen, wird dies den Zustand Ihrer Muskulatur bereits beträchtlich verändern. Möglicherweise ist Ihnen im Augenblick, in dem Sie dieses Buch in Händen halten und wahrscheinlich völlig unphysiologisch auf einem Stuhl sitzen oder neben einem Bücherregal stehen, gar nicht bewußt, daß Sie nur ca. 25% Ihrer gesamten Lungenkraft ausnutzen? Können Sie sich vorstellen, wieviel Energie Sie hätten, wie gesund und leistungsfähig Sie sich fühlen würden, wenn Sie nur 10–15 Min. pro Tag richtig atmen würden? Wenn Sie jetzt gerade müde und abgeschlagen sind oder sogar gähnen, ist die Luft im Zimmer nicht mehr frisch und der Kohlendioxydspiegel in Ihrem Blut zu hoch. Ihr Körper benötigt Sauerstoff – und zwar sofort.

Bei vielen Übungen in diesem Programm werden Sie erkennen, daß sie speziell die Beweglichkeit in den einzelnen Wirbelgelenken sowie in der Hüfte verbessern. Solange die Wirbelsäule elastisch und biegsam ist, fühlen Sie sich jung – und sind es auch! Ist Ihr Rücken aber schon mit 25 oder 30 Jahren steif und Ihre Muskeln überall verspannt, werden Sie sich bereits beträchtlich älter fühlen.

Doch nicht nur dieses Programm, auch alle anderen Übungsprogramme in diesem Buch tragen dazu bei, daß Ihre Gelenke wieder beweglicher, Ihre Wirbelsäule biegsamer, Ihre Muskeln wieder elastischer und damit auch leistungsfähiger werden.

Führen Sie das nachfolgende Programm regelmäßig aus, auch wenn Sie an manchen Tagen nicht für alle, sondern nur für ein paar wenige Übungen Zeit haben. Wählen Sie dann diejenigen aus, bei denen Sie genau fühlen, daß diese Ihnen guttun. Natürlich ist es weit besser, wenn Sie das Programm stets vollständig trainieren.

Regelmäßigkeit beim sportlichen Training sollte Ihnen genauso wichtig werden wie beim Essen und Schlafen.

– Lassen Sie sich für Ihr Programm ausreichend Zeit, denn dies macht die einzelnen Übungen wirkungsvoller und effektiver.
– Üben Sie nicht ruckartig, erzwingen Sie nichts. Führen Sie die Bewegung so weit Sie können aus und verharren Sie in dieser Endstellung kurz.
– Wenn Sie regelmäßig üben, sind Sie jeden Tag ein wenig besser als am Tag zuvor. Nach kurzer Zeit geduldigen Übens haben Sie Fortschritte erreicht, die Sie sich vielleicht gar nicht zugetraut hätten.
– Konzentrieren Sie sich immer genau auf das, was Sie tun. Konzentration ist beim Üben besonders wichtig.
– Ruhen Sie sich zwischen den einzelnen Übungen kurz aus, damit sich Ihre Muskeln etwas erholen können.
– Atmen Sie während des Übens so normal wie möglich; auch beim Verharren in einer Stellung.

Nach einigen Wochen konsequenten Übens können Sie es ja einmal mit einem anderen Übungsprogramm – diesmal mit Geräten – versuchen. Auch dies wird Ihnen bestimmt Spaß machen, da Sie ja muskulär schon etwas vorbereitet sind. Dennoch sollten Sie dieses erste Programm jetzt in Ihren Trainingsplan einbauen, und sei es als Bestandteil des Aufwärmtrainings – es wird Ihnen guttun.

Mobilisation der Wirbelsäule

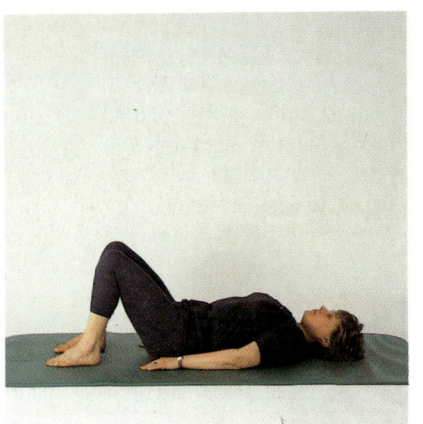

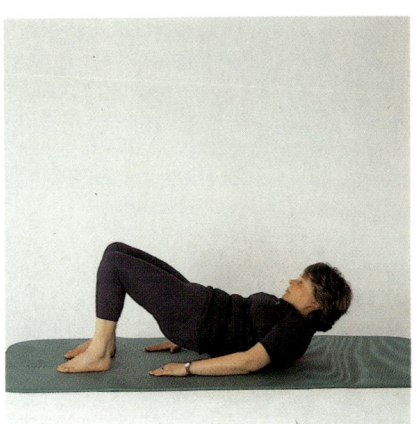

…nun den Kopf abheben und die Wirbelsäule – Wirbel für Wirbel – abrollen.

Übung 1
Rückenlage mit aufgestellten Beinen, die Arme liegen neben dem Körper; die Lendenwirbelsäule aktiv auf den Boden drücken…

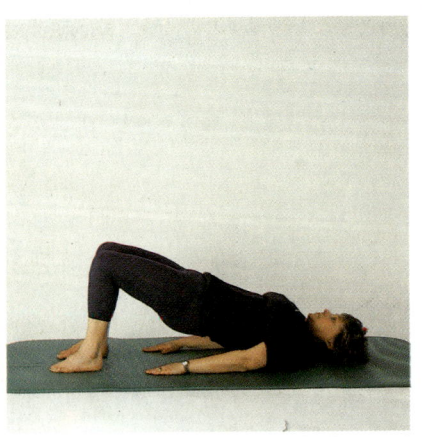

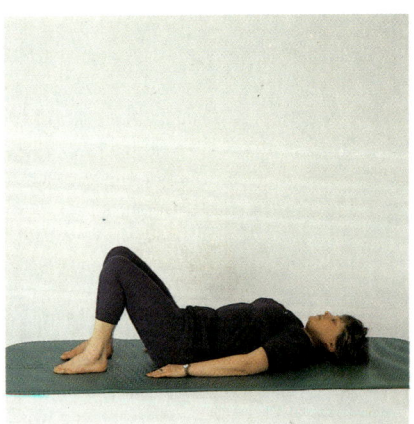

…danach die Wirbelsäule aufrollen und dabei die Hüfte zur vollen Streckung abheben…

Übung 2
Rückenlage mit aufgestellten Beinen, die Arme liegen neben dem Körper. Das rechte Bein in Knie und Hüfte anbeugen, den Kopf heben und beide Arme…

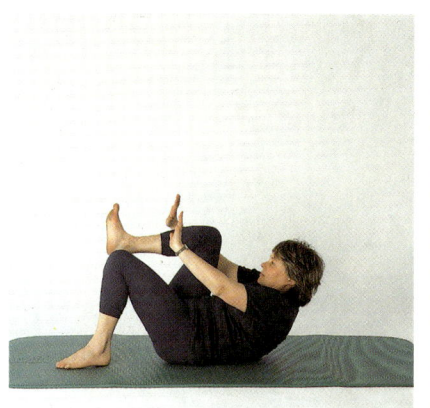

...nach vorne strecken beziehungsweise stemmen. Diese Übung im Wechsel mit rechtem und linkem Bein ausführen.

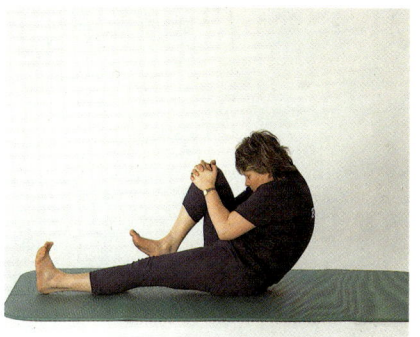

...nun Wirbel für Wirbel abrollen...

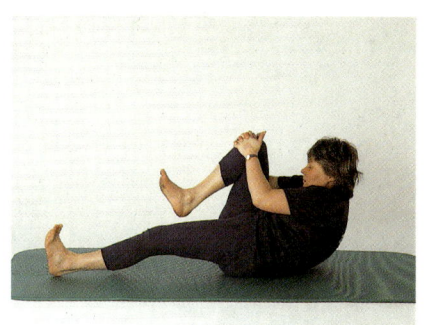

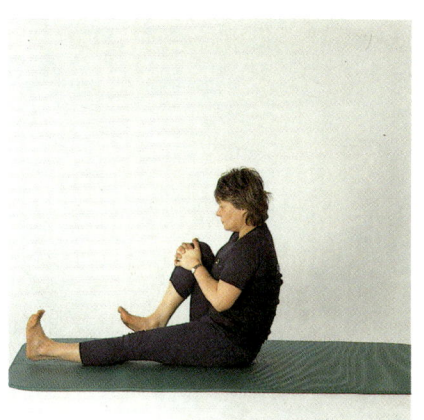

Übung 3
Die gefalteten Hände umfassen das
rechte gebeugte Knie und führen es zur
Brust...

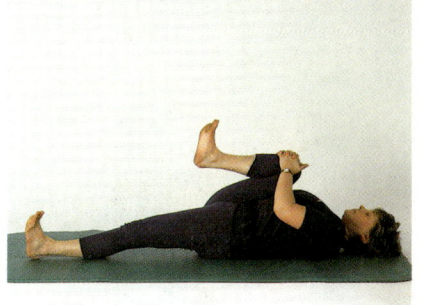

...bis in die Rückenlage und wieder aufrichten. Diese Übung im Wechsel mit
rechtem und linkem Bein durchführen.

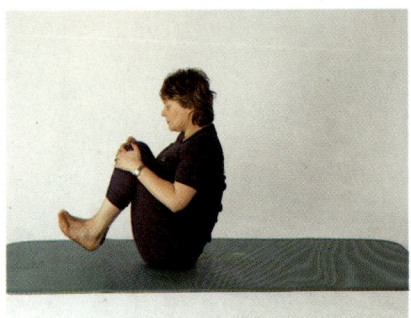

Übung 4
Beide Hände umfassen beide Knie...

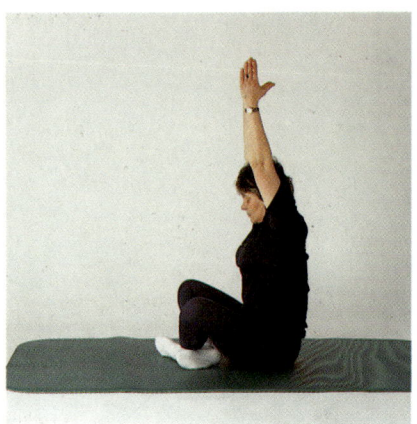

Übung 5
Schneidersitz, die Arme werden nach oben gestreckt und die Daumen zeigen nach hinten...

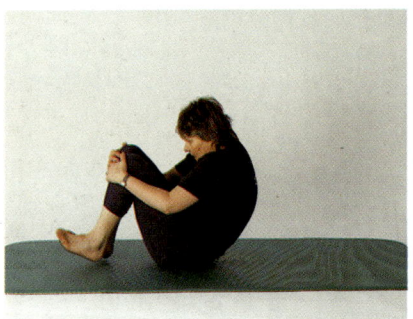

...nun Wirbel für Wirbel abrollen...

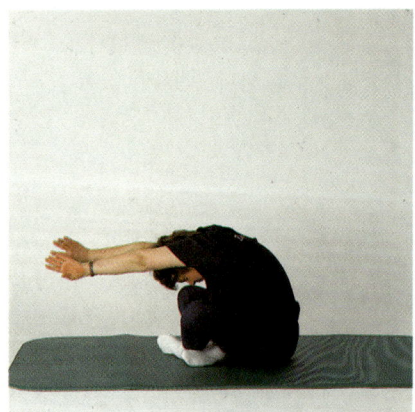

...nun die Arme nach innen drehen und den Rumpf beugen...

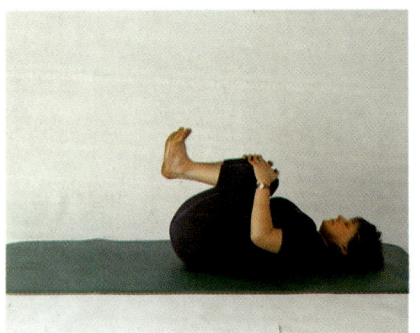

...bis zur Rückenlage und anschlie-ßend wieder aufrichten.

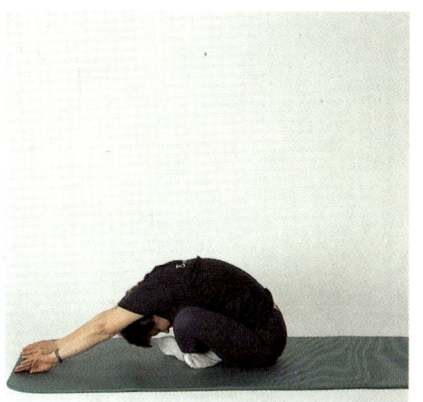

...und versuchen, mit beiden Händen so weit wie möglich vorn den Boden zu berühren...

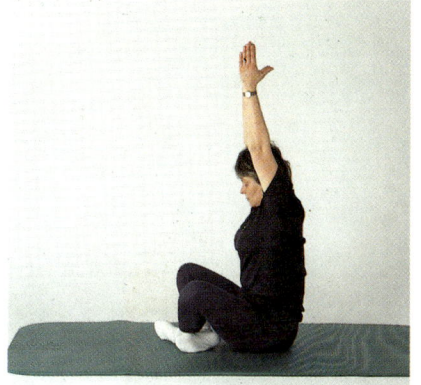

...danach den Oberkörper aufrichten und die Arme wieder in die Ausgangsposition führen.

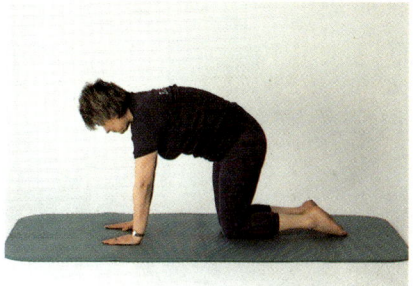

Übung 6
Vierfüßlerstand einnehmen...

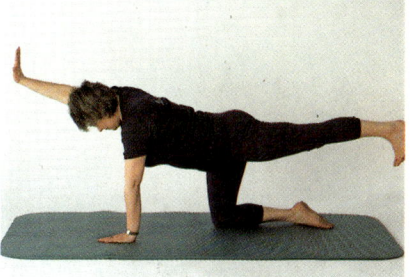

...den rechten Arm nach vorne und das linke Bein nach hinten strecken...

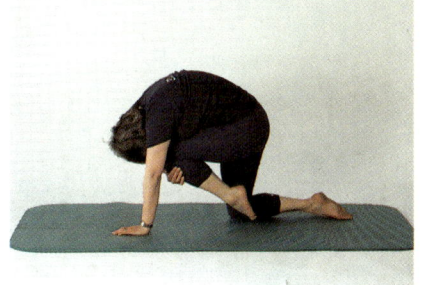

...aus der Streckung das Knie beugen, mit der Hand fassen und zur Stirn führen, danach Arm und Bein erneut strecken. Mehrmals wiederholen.

37

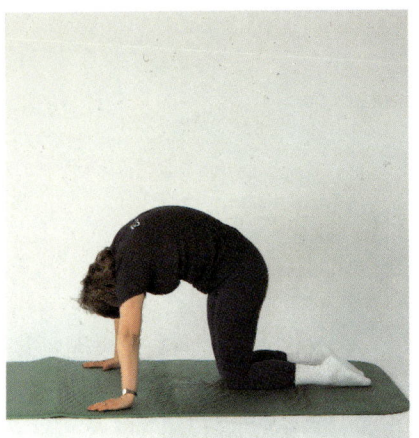

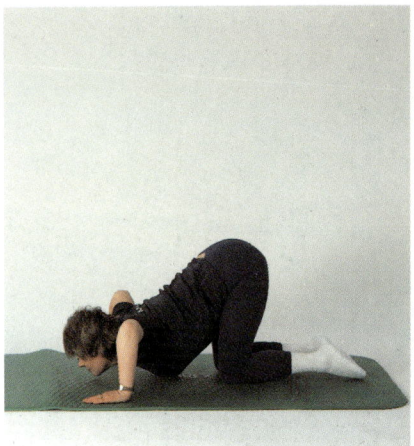

Übung 7
Aus dem Vierfüßlerstand einen Katzenbuckel einnehmen…

…nun den Kopf in den Nacken nehmen und das Kinn über den Boden nach vorne führen, wobei die Arme gebeugt…

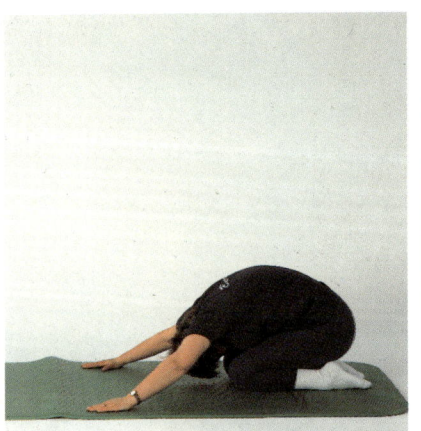

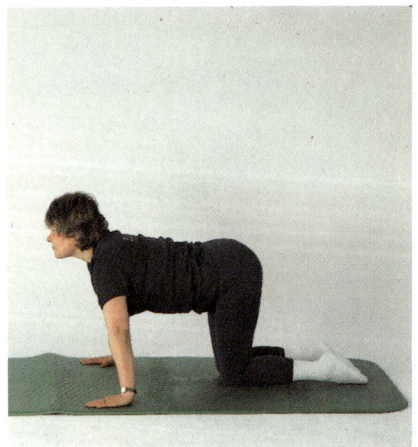

…das Gesäß an die Fersen zurückschieben…

…und während des Aufrichtens in die Endphase wieder gestreckt werden. Anschließend wieder in den Katzenbuckel zurück und den Bewegungsablauf wiederholen.

Dehnungsübungen der ischiocruralen Muskulatur

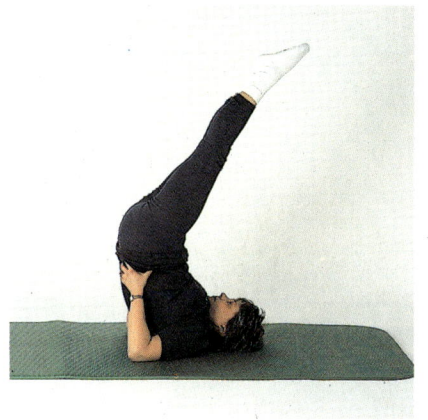

Übung 1
Kerze mit gestreckten Knien und Fuß-spitzen…

…nach 6–8 Wiederholungen wieder in die Rückenlage gehen, kurz entspannen und erneut in die Kerze steigen und Übung von vorn beginnen.

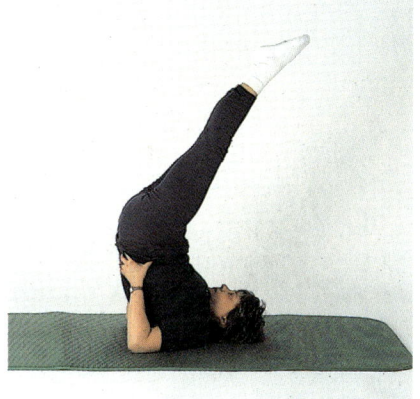

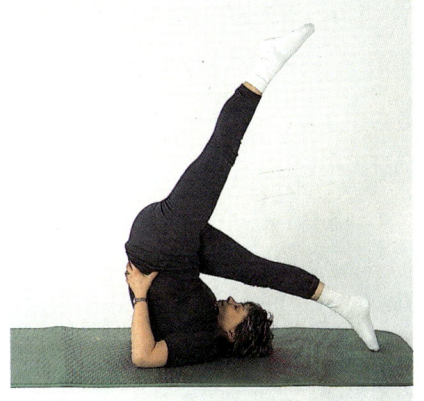

…rechtes und linkes Bein im Wechsel über den Kopf nach hinten beugen und dabei den Boden berühren…

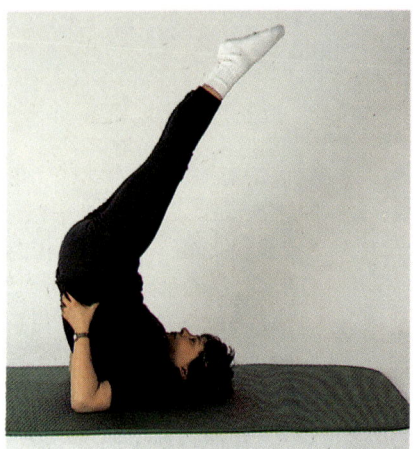

Übung 2
Pflugstellung: Kerze mit gestreckten Beinen einnehmen…

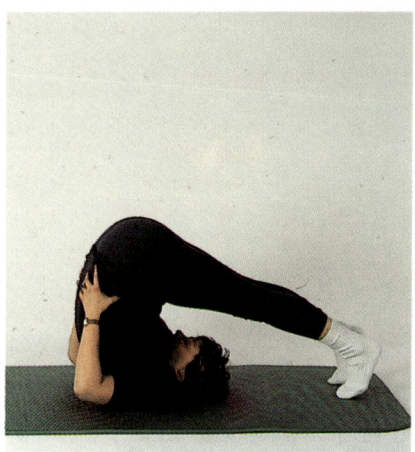

…bis die Zehenspitzen auf dem Boden aufsetzen. Bei dieser Übung ist zu beachten, daß während der Beugephase die Beine völlig gestreckt sind.

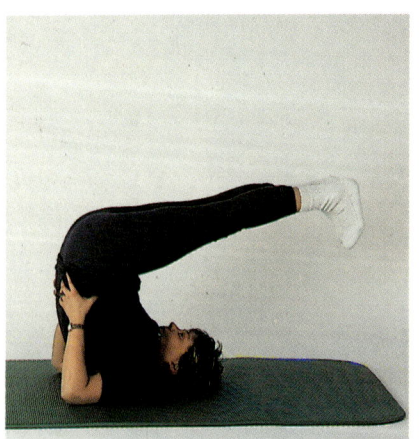

…beide Beine nach hinten über den Kopf beugen und dabei die Fersen herausschieben…

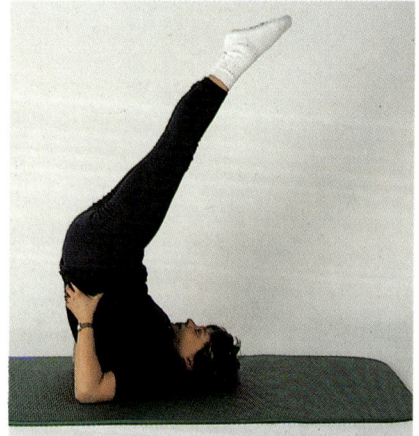

Danach wieder zurück in die Kerze mit gestreckten Knien und Fußspitzen und Übung mehrere Male wiederholen.

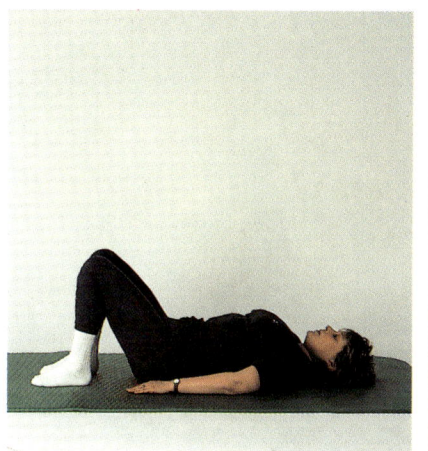

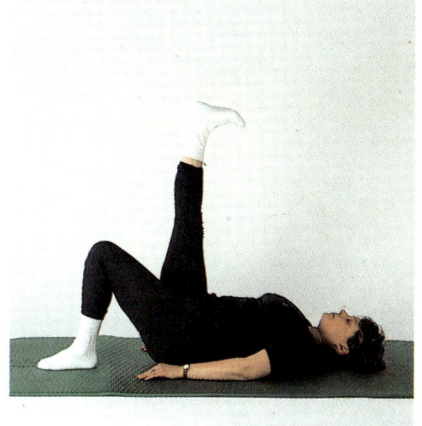

Übung 3
Flache Rückenlage einnehmen, Arme liegen gestreckt rechts und links neben dem Körper, beide Beine anbeugen, so daß die Füße auf der vollen Sohle ruhen…

…anschließend das Bein nach oben strecken. Während dieser Einzelbewegungen bleibt das Gesäß auf dem Boden. Nach 5–6 Wiederholungen wird das Bein gewechselt.

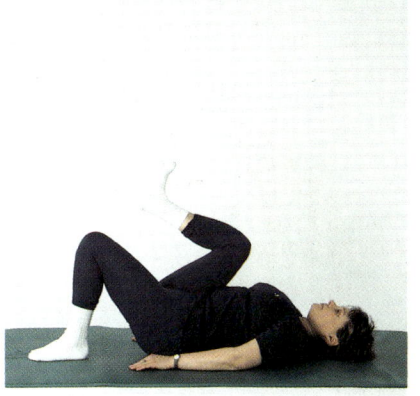

…das rechte Bein soweit wie möglich in der Hüfte beugen und die Ferse nach vorne strecken…

41

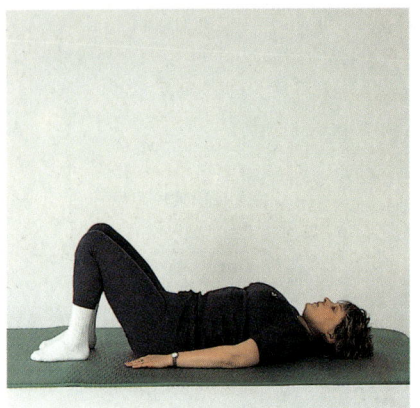

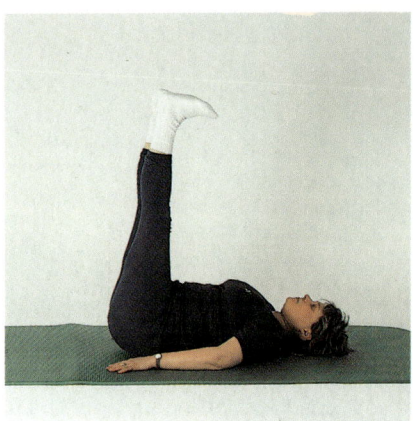

Übung 4
Flache Rückenlage einnehmen, Arme liegen gestreckt rechts und links neben dem Körper, beide Beine anbeugen, so daß die Füße auf der vollen Sohle ruhen…

…anschließend beide Beine nach oben strecken, die Fußsohlen zeigen dabei nach oben. Mehrere Wiederholungen durchführen.

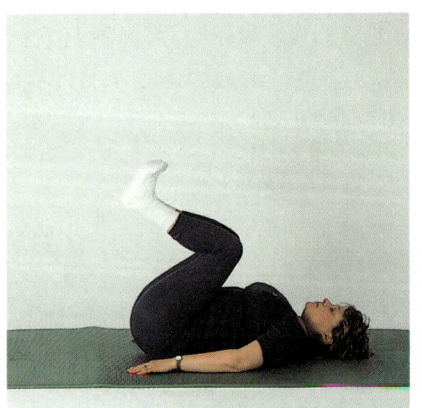

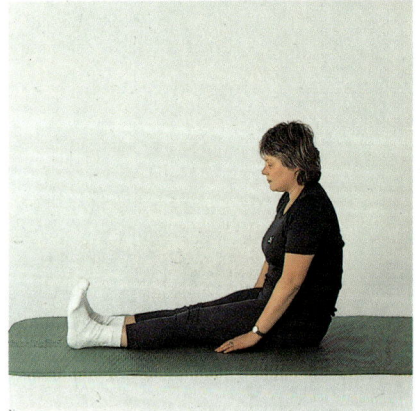

…nun beide Beine gleichzeitig in den Hüften abbeugen und die Fersen nach vorne schieben und die Fußspitzen anziehen…

Übung 5
Langsitz einnehmen, dabei die Beine in den Kniegelenken strecken und die Zehenspitzen anbeugen…

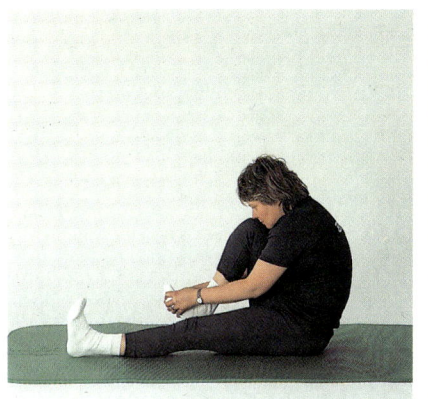

...nun das rechte Bein beugen und den Fuß mit beiden Händen umfassen...

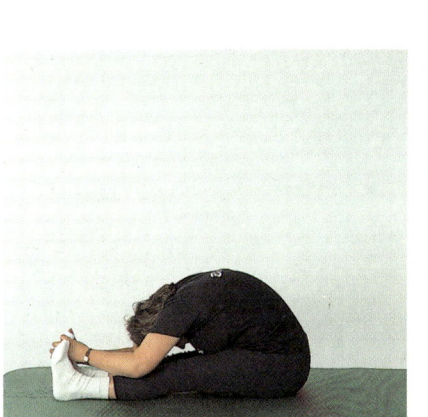

...das gestreckte Bein langsam strecken und den Oberkörper über das gestreckte Bein legen. Nun in die Ausgangsposition zurück und im Wechsel das linke Bein. Einige Male wiederholen.

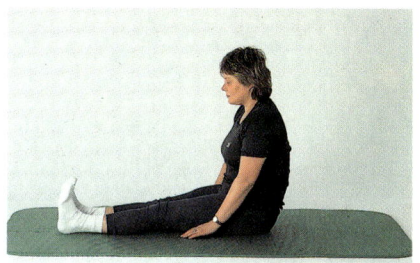

Übung 6
Langsitz einnehmen, dabei die Beine in den Kniegelenken strecken und die Zehenspitzen anbeugen...

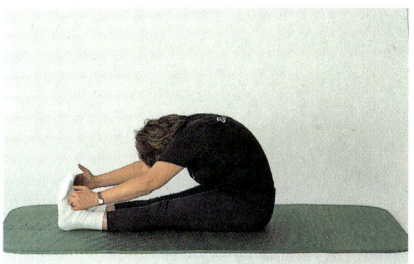

...nun den Oberkörper so weit wie möglich nach vorne legen, dabei die Fersen herausschieben und die Knie durchstrecken...

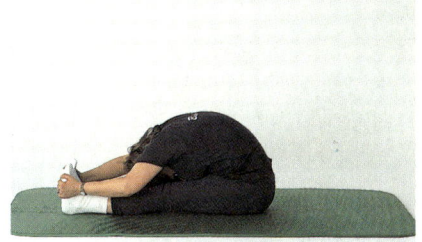

...sobald der Oberkörper voll auf den gestreckten Beinen liegt, werden mit beiden Händen die Fußsohlen gefaßt.

43

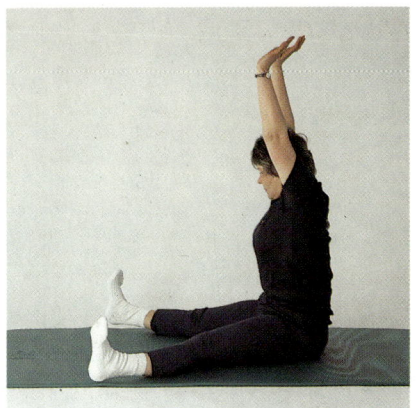

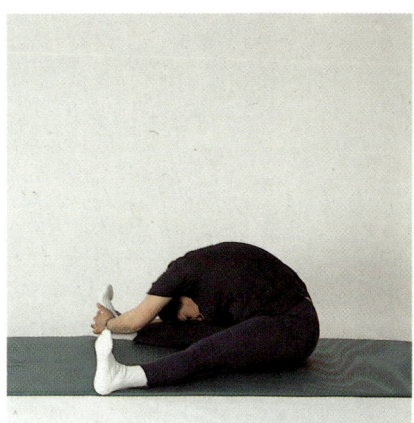

Übung 7
Grätschsitz einnehmen, dabei die Beine in den Kniegelenken durchstrecken, die Zehenspitzen anziehen, den Oberkörper aufrichten und die Arme nach oben heben…

…und versuchen, mit den Fingern die Fußsohle zu umfassen, anschließend mit beiden Händen zum linken Bein federn und ebenfalls versuchen, die Fußsohle zu umfassen.

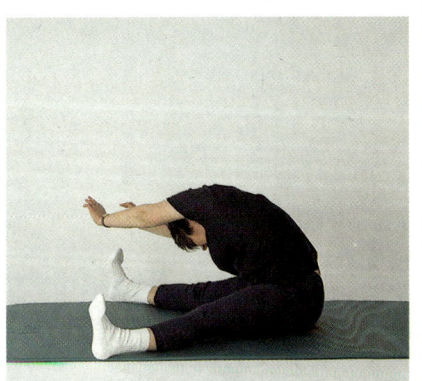

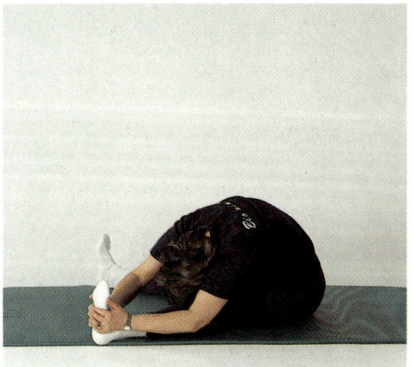

…dann mit beiden Händen zum rechten Bein (Zehenspitzen) federn…

Darauf achten, daß die Zehen immer senkrecht nach oben zeigen und daß nach jedem Bewegungsablauf wieder die Ausgangsposition eingenommen wird. Die Übung im Wechsel einige Male wiederholen.

Kräftigung der Rückenstrecker

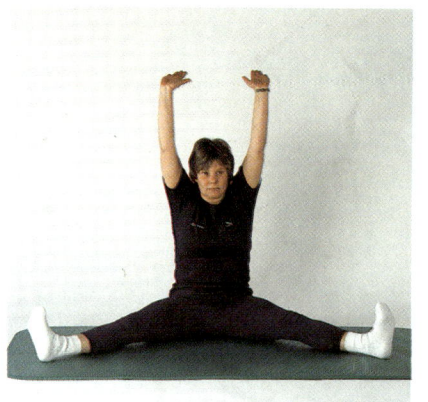

Übung 8
Grätschsitz einnehmen, dabei die Beine in den Kniegelenken durchstrecken, die Zehenspitzen anbeugen, den Oberkörper aufrichten und die Arme nach oben heben…

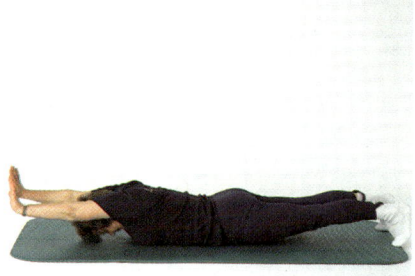

Übung 1
Bauchlage einnehmen, die Zehenspitzen aufsetzen, Fersen herausschieben und die Knie durchdrücken; die gestreckten Arme vom Boden abheben, dabei im Handgelenk anwinkeln und nach vorne stemmen…

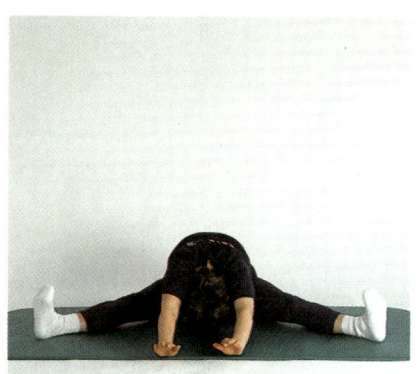

…den Oberkörper nach vorne neigen und so weit wie möglich zum Boden ziehen. Die Übungen einige Male ruhig und entspannt wiederholen.

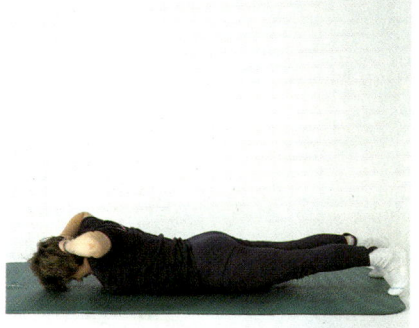

…anschließend die Hände hinter dem Kopf verschränken, danach Füße und Arme strecken, in die Ausgangsposition zurückgehen, kurz entspannen und die Übung mehrere Male wiederholen.

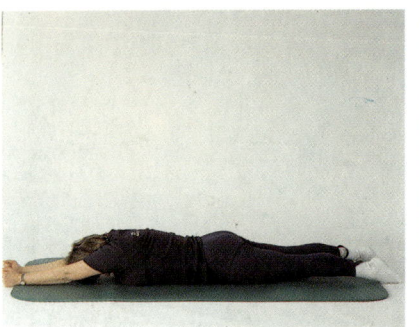

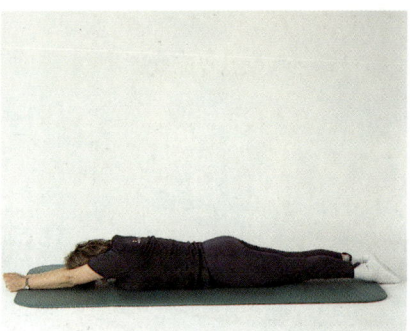

Übung 2
Bauchlage einnehmen, die Zehenspitzen und Arme strecken; die Fäuste ballen und Körper ganz lang machen. Den Kopf zwischen die Arme nehmen, jedoch nicht mit der Stirn den Boden berühren, nun im fliegenden Wechsel mit den Fäusten …

Übung 3
Bauchlage einnehmen, die Zehenspitzen und Arme strecken; die Fäuste ballen und Körper ganz lang machen. Den Kopf zwischen die Arme nehmen, jedoch nicht mit der Stirn den Boden berühren, nun die Arme und Beine leicht …

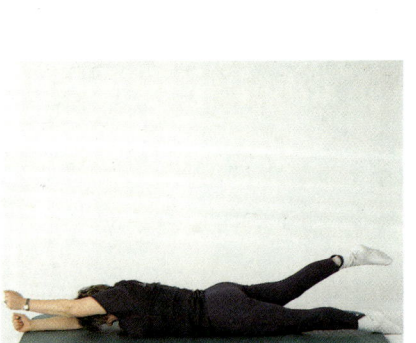

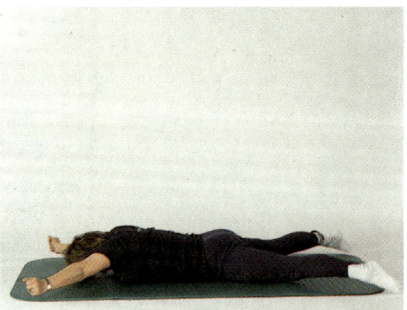

… und Zehenspitzen wechselseitig-diagonal auf den Boden trommeln. Während der gesamten Übung den Kopf nicht abstützen. Das wechselseitige Trommeln 8- bis 10mal wiederholen, danach kurz am Boden entspannen und von Neuem beginnen.

… vom Boden abheben und im Wechsel grätschen und schließen, während der gesamten Übung den Kopf nicht abstützen. Das wechselseitige Grätschen und Schließen der Arme beziehungsweise Beine 8- bis 10mal wiederholen, danach kurz am Boden entspannen und von Neuem beginnen.

Kräftigung
der Bauchmuskulatur

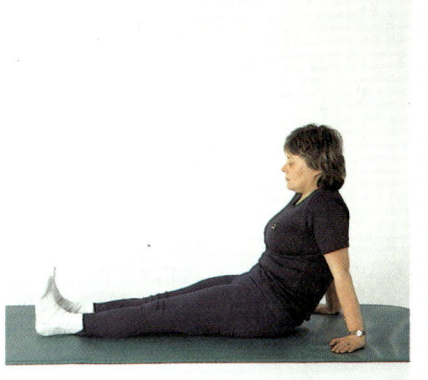

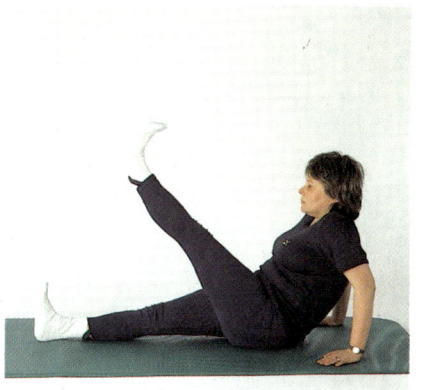

Übung 1
Langsitz einnehmen, die Hände hinter dem Kopf abstützen, Beine in den Kniegelenken strecken und die Zehenspitzen anbeugen…

Dabei Zehenspitzen während der gesamten Übung immer anbeugen. Nach 6–8 Wiederholungen kurz in der Ausgangsposition entspannen und die Übung einige Male wiederholen.

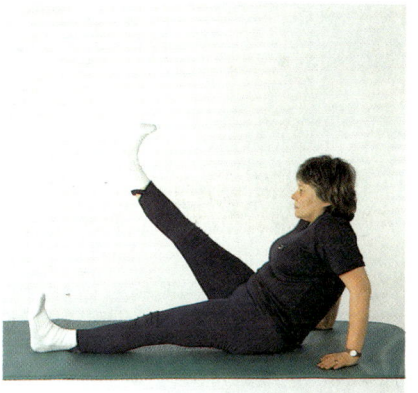

rechtes und linkes Bein abwechselnd so weit als möglich vom Boden abheben.

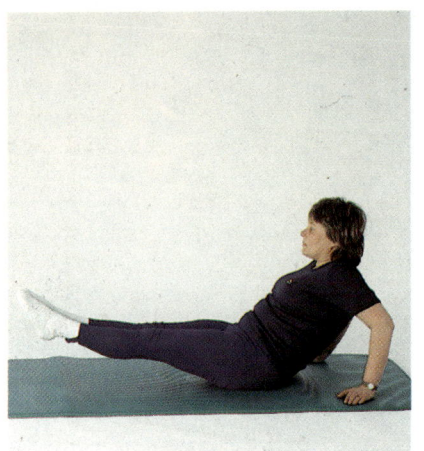 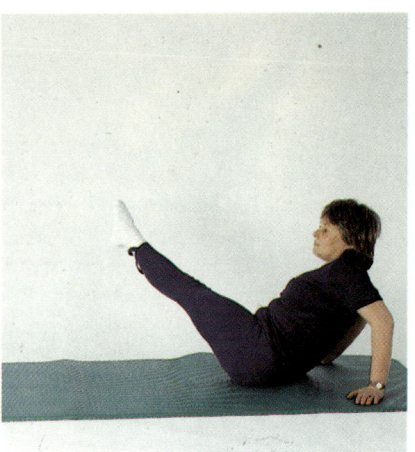

Übung 2
Langsitz einnehmen, Hände hinter dem Körper abstützen, geschlossene Beine in den Kniegelenken und Zehen in den Fußgelenken strecken und vom Boden abheben…

Nach einigen Wiederholungen pro Kreisrichtung kurz entspannen, die Beine dabei auf dem Boden absetzen; dann die Übung wiederholen.
Variation: mit gestreckten abgehobenen Beinen »Zahlenschreiben« von 1–10.

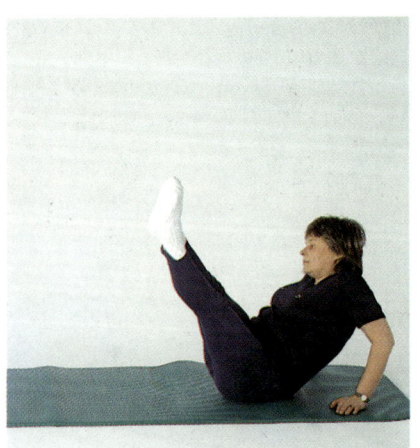

… beide Beine in hohem Bogen vor dem Körper kreisen – zuerst in einer Richtung, danach gegenseitig.

Beweglichkeitstraining

2. Trainingsprogramm

Für diejenigen von Ihnen, die bisher im Bodybuilding noch keine Erfahrungen sammeln konnten, stellen wir ein weiteres Eingewöhnungsprogramm vor, diesmal jedoch mit Kleingeräten. Hier wird schwerpunktmäßig die Beweglichkeit der Arme, des Schultergürtels, der Taille und der Beine trainiert. Sie können hierfür 1 Paar Fausthanteln oder auch Kurzhanteln nehmen. Fausthanteln können im Gewicht nicht verändert werden, es gibt sie in allen Größen von 1 kg bis zu ca. 50 kg zu kaufen. Im Gegensatz dazu sind Kurzhanteln durch kleine Scheiben aus Guß leicht dosierbar und können im 1-kg-Rhythmus auf jedes beliebige Gewicht gebracht werden. Achten Sie bei allen Übungen darauf, daß die Wiederholungen technisch gut und sauber ausgeführt werden. Entsprechend sollte auch das Gewicht der Fausthanteln gewählt werden.

Das Bewegungstempo bei den einzelnen Wiederholungen soll gleichmäßig sein. Bei der Durchführung einer Übung keine Erholungspause machen, sondern immer in Bewegung bleiben.

Programmablauf

Je nach persönlichem Gefühl und körperlicher Kondition können Sie pro Übung 1–5 Sätze ausführen; pro Satz empfehlen wir 20–30 Wiederholungen. Zur Auswahl geben wir Ihnen nun drei Trainingsvarianten an die Hand. Wählen Sie davon während einer Trainingseinheit jedoch immer nur eine aus! Alle drei Varianten sind unterschiedlich wirksam, was Sie sehr schnell selbst feststellen können:

1. Falls Sie mehrere Sätze ausführen, trainieren Sie immer eine Übung mit allen Sätzen zu Ende, bevor Sie mit der nächsten Übung beginnen.

2. Trainieren Sie immer ein Übungspaar zusammen:
   Übung 1 im Wechsel mit Übung 2.
   Übung 1 – 1. Satz, dann Übung 2 – 1. Satz; danach Übung 1 – 2. Satz, dann Übung 2 – 2. Satz usw., je nachdem, wieviel Sätze Sie trainieren sollten beziehungsweise möchten.
   Haben Sie das erste Übungspaar zu Ende trainiert, geht es im gleichen Sinne weiter mit:
   Übung 3 im Wechsel mit Übung 4,
   Übung 5 im Wechsel mit Übung 6,
   Übung 7 im Wechsel mit Übung 8.

3. Sie trainieren alle Übungen im 1. Satz hintereinander durch und beginnen dann wieder mit Übung 1 im 2. Satz. Wenn Sie wollen, tragen Sie an dem entsprechenden Trainingstag in das jeweilige Kästchen der Übung, die Sie gerade zu Ende trainiert haben, in den beigefügten Trainingsplan die Anzahl (Gesamtsumme) aller Wiederholungen in dieser Übung ein (beispielsweise Übung 1 – 120 Wdh., Übung 2 – 150 Wdh., Übung 3 – 130 Wdh.).

Übung	Trainingstage																							
	1	2	3	4	5	6	7	8	9	10	11	12	13	14	15	16	17	18	19	20	21	22	23	24
1																								
2																								
3																								
4																								
5																								
6																								
7																								
8																								

Trainingsplan

50

Übung 1
Seitliches Armheben
Die gestreckten Arme werden seitlich am Körper bis zur Senkrechten hochgehoben und wieder nach unten zurückgeführt.

Übung 2
Adler-Schwingen
Aus der Rumpfvorbeuge werden die nach unten hängenden Arme seitlich nach oben bis zur Waagrechten gebracht und wieder zurückgeführt.

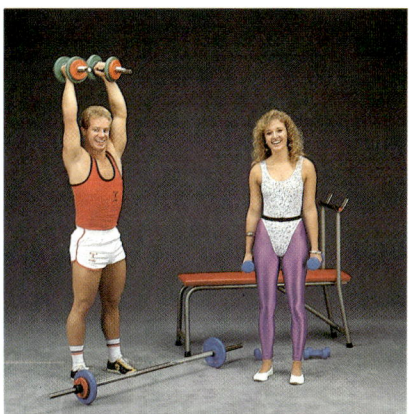

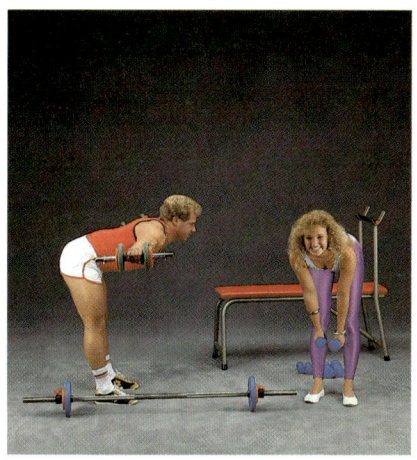

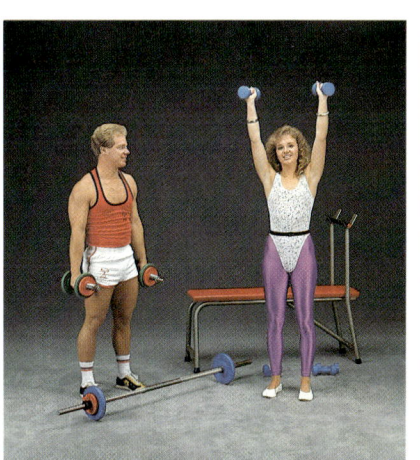

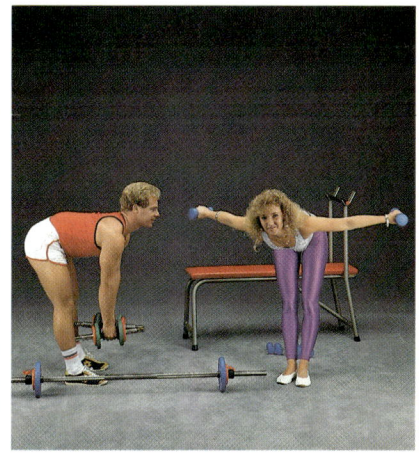

Übung 3
Frontales Armheben
Hochführen beider Arme frontal nach vorn-oben über den Kopf bis zur Senkrechten und wieder zurück. (Die Arme können auch wechselseitig hochgeführt werden.)

Übung 4
Armbeugen
Aus hängender Armstellung werden die Unterarme im Ellbogengelenk gebeugt und wieder nach unten zurückgeführt.

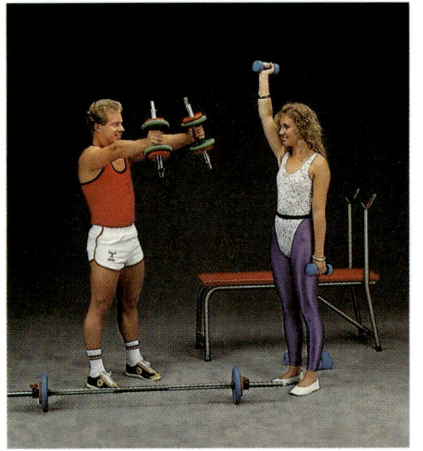

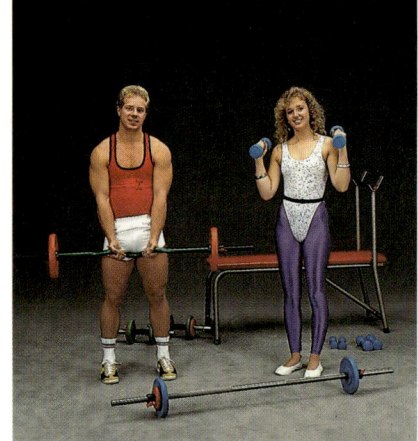

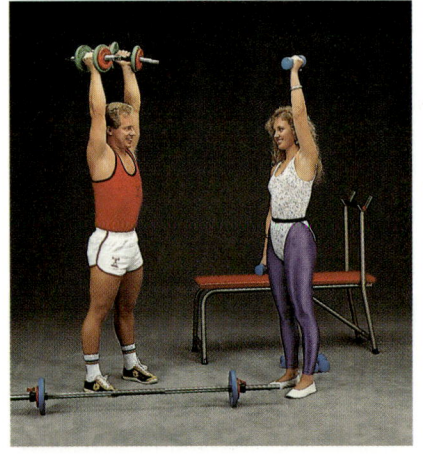

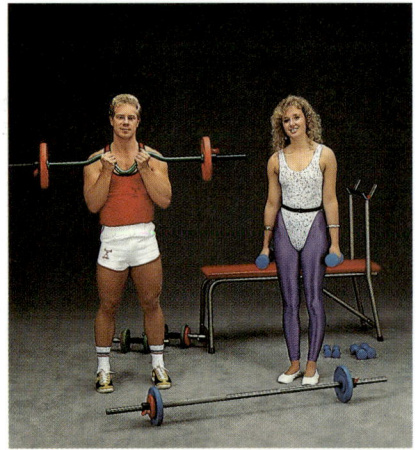

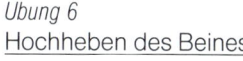

Übung 5

Rückführen des Beines

Heben des gestreckten Beines nach hinten-oben bis zur Waagrechten und wieder zurückführen. Danach Bein-wechsel.

Übung 6

Hochheben des Beines

Frontales Hochheben eines gestreckten Beines nach vorn-oben bis zur Waag-rechten und Zurückführen. Danach Beinwechsel.

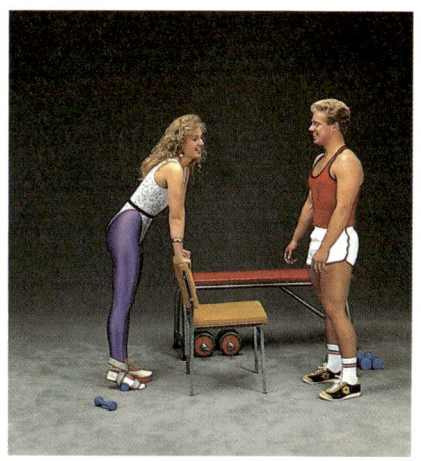
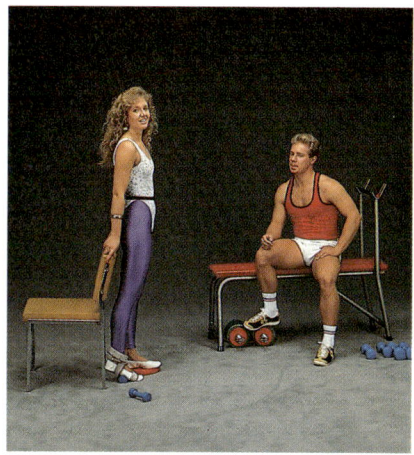

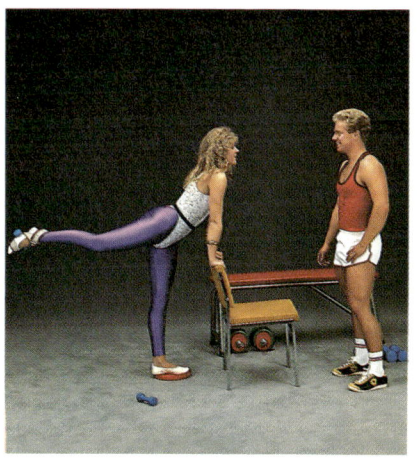
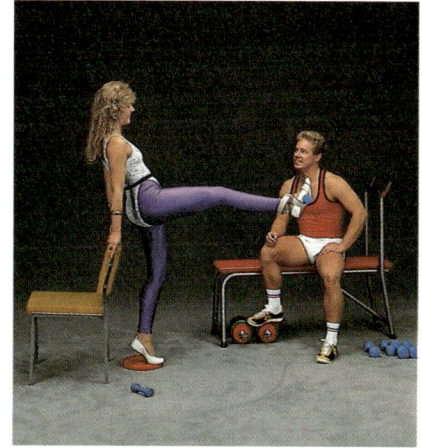

Übung 7

Abspreizen des Beines
Seitliches Abspreizen eines gestreckten Beines bis zur Waagrechten und Zurückführen. Danach Beinwechsel.

Übung 8

Ausfallkniebeugen
Einbeinige Kniebeugen aus dem Ausfallschritt. Arme bleiben immer gestreckt. Danach anderes Bein nach vorn nehmen. (Übung auch mit Langhantel auf der Schulter ausführbar.)

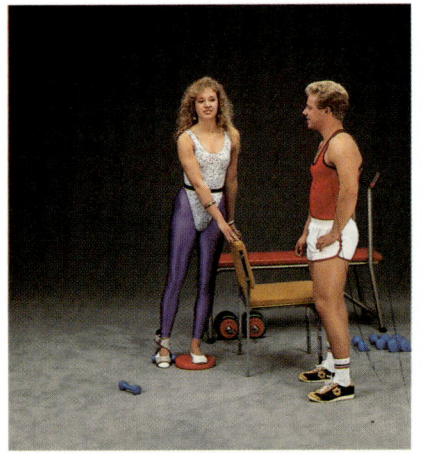
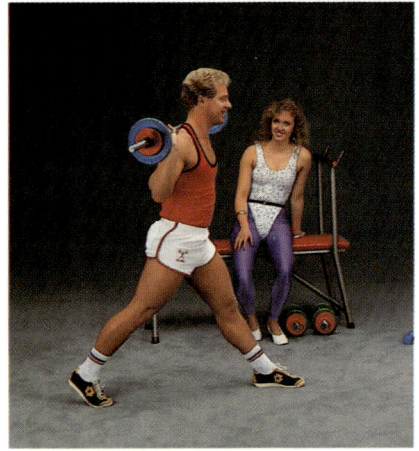

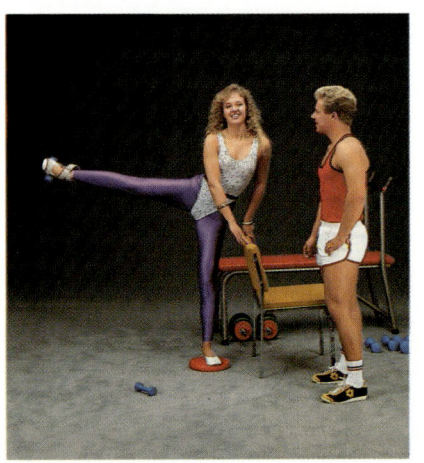
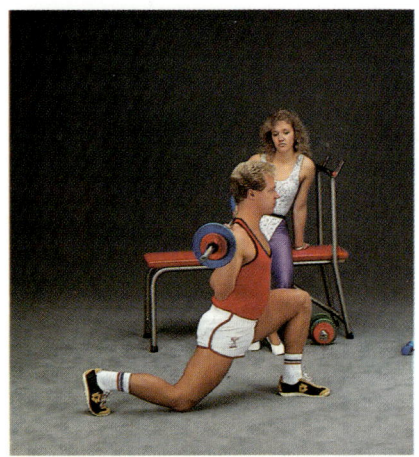

Schwerpunktprogramm

Wenn Sie sich bereits schon auf einem fortgeschrittenen Niveau befinden, bieten wir Ihnen auf den folgenden Seiten ein Trainingsprogramm an, das sich nur auf bestimmte Körperbereiche konzentriert. Wir wollen dieses Programm deshalb auch Schwerpunktprogramm nennen.

Wir stellen Ihnen dieses Programm exemplarisch etwas genauer vor. Außerdem ist damit beabsichtigt, Sie selbst in die Lage zu versetzen, eigene Schwerpunktprogramme zu entwerfen und zu trainieren.

Da Trainingsprogramme im gesunden Bodybuilding nur so gut sind wie die entsprechende Übungsmethodik und die ausgewählten Übungen, verweisen wir Sie in diesem Zusammenhang auf den Band »Fit mit Bio-Training«, der ebenfalls im FALKEN Verlag erschienen ist, und in dem Sie, bezogen auf einzelne Körperteile und Muskelgruppen, viele wirksame Spezialübungen finden, die für die Planung Ihrer individuellen Schwerpunktprogramme hilfreich sein können.

Methodische Trainingshinweise

Bevor Sie nun die wohltuende Wirkung eines ausgewählten Schwerpunktprogrammes am eigenen Leibe selbst erfahren und spüren, möchten wir Sie bitten, die folgenden methodischen Hinweise aufmerksam durchzulesen.

Wahl der Übungsgeräte

Die meisten Übungen führen Sie mit einer zusätzlichen Belastung durch. Dies können beliebige Gegenstände aus dem Haushalt sein (z. B. Bücher, Plastikflaschen mit Haltegriff, die Sie von Wo-

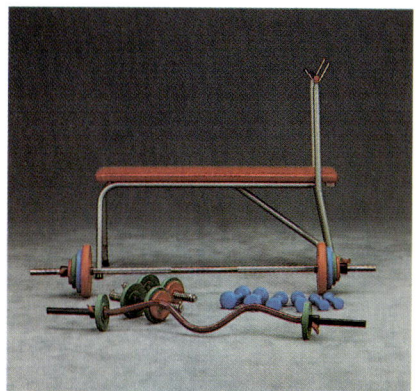

Trainingsgeräte für das Schwerpunktprogramm

che zu Woche mit Wasser etwas schwerer machen).

Am bequemsten sind jedoch Fausthanteln, die es in unterschiedlichen Gewichten zu kaufen gibt oder sogenannte Kurzhanteln (am besten mit Federverschluß), bei denen die Belastung jederzeit schnell verändert werden kann.

Ideal wäre für die Schwerpunktprogramme noch eine Langhantel mit entsprechenden Gewichtsscheiben sowie eine verstellbare Drückerbank mit Hantelablage.

Wahl des Übungsgewichts

Wählen Sie in den ersten Trainingstagen nur solche Gewichte, die Sie ohne Probleme meistern. Wichtig ist, daß die Gewichtsbelastung nur so hoch sein darf, daß Sie die empfohlenen Wiederholungszahlen auch tatsächlich erreichen. Wer nur immer zeigen will, wie stark er ist, und dabei zu hohe Gewichtsbelastungen wählt, beschummelt seinen Körper letztlich selbst. Außerdem werden auch die Leistungsfortschritte weniger gut ausfallen.

Wenn Sie es sich zutrauen, erhöhen Sie im Laufe der ersten Trainingswochen behutsam und systematisch das Gewicht bei jeder einzelnen Übung. Besser ist es nicht bei allen Übungen gleichzeitig die Gewichtserhöhung vorzunehmen, sondern im Laufe der Tage immer bei einer anderen Übung. Scheuen Sie sich aber auch nicht, die Gewichte kurzzeitig auch wieder einmal etwas zu reduzieren, wenn Sie sich an einem Trai-

ningstag nicht in guter körperlicher Verfassung fühlen. Ein rhythmischer Wechsel der Belastung ist biologisch gesehen sogar ganz gut. Fühlen Sie sich gar schlecht, sollten Sie 1–2 Tage eine Trainingspause einlegen. Danach geht es wieder um so besser ...

Wiederholungen und Sätze

Beim vernünftigen Bodybuilding sollte die Anzahl der Wiederholungen pro Übungssatz circa 8–20 Wiederholungen bei Männern und 20–40 Wiederholungen bei Frauen betragen. Dies sind natürlich nur allgemeine Richtwerte, denn ein gesundes Training im Bodybuildingsport hängt von verschiedenen Faktoren ab, von denen wir nur einige nennen wollen:

– gesundheitliche Verfassung,
– aktueller Trainingszustand,
– die jeweils zur Verfügung stehende Zeit,
– individuelle körperliche Verfassung am Trainingstag,
– persönliche Zielstellung (siehe 1. Stufe: »Was gilt es zu beachten«),
– sonstige Besonderheiten und Fähigkeiten (Geschlecht, Konstitutionstyp, Körpergewicht, Leistungsbereitschaft usw.).

Sind Sie schon älter und/oder haben Sie einen schwachen Kreislauf und/oder haben Sie in Ihrem Leben noch nie vorbeugendes Bodybuilding betrieben, können Sie natürlich in den einzelnen Übungssätzen auch weniger Wiederholungen ausführen.

Betreiben Sie hingegen bereits seit geraumer Zeit Sport und/oder trainieren Sie schon länger Fitnessbodybuilding oder gar extremes Bodybuilding, können Sie die Wiederholungszahlen pro Übungssatz sogar noch anheben.

Übungstempo

Führen Sie die Übungen nicht abrupt oder abgehackt aus. Es ist gut, wenn Sie die einzelnen Übungswiederholungen ohne merkliche Zwischenpausen absolvieren. Das Bewegungstempo sollten Sie immer Ihrer Zielstellung (Gesunderhaltung, Fitness oder Hypertrophie) anpassen (siehe 2. Stufe).

Denken Sie außerdem daran: Sie trainieren einen Muskel nur dann, wenn Sie ihn anspannen! Je länger ein Muskel bei einer Bewegung (während eines Übungssatzes) angespannt und je langsamer das Bewegungstempo ist, desto günstiger und wirksamer sind die Trainingsreize für sein Dickenwachstum. Je länger er arbeitet und je höher das Bewegungstempo ist, desto eher behält er seine schlanke Form bei hoher Leistungsfähigkeit.

Korrekte Technik

Wir haben großen Wert darauf gelegt, daß die Übungstechnik auf unseren Abbildungen technisch sauber und korrekt demonstriert wird. Versuchen Sie, sich die Bewegungsspezifika optisch so gut es geht einzuprägen und auf Ihre eigene Übungsausführung zu übertragen. Damit ist gleichzeitig gewährleistet, daß unphysiologische Belastungen auf die Gelenke und muskuläre Verletzungsgefahren vermieden werden. Wichtig ist in diesem Zusammenhang auch, sich immer wieder selbst zu beobachten, ob man es richtig macht beziehungsweise sich auch vom Trainingspartner einmal korrigieren zu lassen, da diesem manchmal ein gravierender Fehler auffällt, den man selbst nicht bemerkt hätte.

Austausch von Übungen

Sind in unseren Trainingsprogrammen Übungen enthalten, die Ihnen zu Anfang noch Schwierigkeiten machen oder die Ihnen nicht zusagen beziehungsweise die Sie aus irgendeinem Grunde nicht mögen, können Sie diese natürlich gegen ähnliche, leichtere oder angenehmer durchzuführende Übungen austauschen. Sie finden diese Übungen entweder in anderen Programmen dieses Buches oder im schon erwähnten Buch »Fit mit Bio-Training«.

Trainingshäufigkeit

Je häufiger Sie pro Woche trainieren, desto rascher und deutlicher werden Sie Fortschritte erzielen.

Mit einmaligem Training pro Woche werden Sie kaum etwas erreichen, denn die chemischen Spuren, die ein Bodybuilding-Training in Ihrem Körper hinterläßt, sind nach 7 Tagen schon lange wieder verwischt.

Besser ist es schon, pro Woche wenigstens 2- bis 3mal zu trainieren (Ziel: Gesunderhaltung). Funktionell gesehen ist dies für die chemische Küche Ihres Körpers bereits ein guter Trainingsreiz, so daß die natürliche Funktion Ihrer Muskeln jederzeit erhalten bleibt.

Sollen die Muskeln nicht nur fester und funktionstüchtiger, sondern Ihr Körper an bestimmten Stellen auch noch schlanker und optisch wieder ästhetischer werden (Ziel: Fitness), erreichen Sie dies nur, wenn Sie 4- bis 6mal pro Woche gesundes Bodybuilding betreiben und dazwischen zusätzlich das eine oder andere Mal radfahren, joggen oder schwimmen.

Wenn Sie den Wunsch verspüren, Bodybuilding im Leistungsbereich zu trainieren (Ziel: Muskelvergrößerung und Leistungssteigerung allgemein beziehungsweise in bestimmten Disziplinen), sollten Sie täglich mehrere Stunden Ihre Muskeln stählen.

Unabhängig vom Ziel beziehungsweise für welchen Trainingsrhythmus Sie sich letztlich entscheiden, sollten Sie beim Einstieg in diese Sportart folgenden Ratschlag beherzigen: Trainieren Sie zu Anfang bei der Zielstellung »Fitness« oder »Hypertrophie« nur jeden dritten Tag, da sich Ihr Körper eventuell erst noch auf die neue muskuläre Aktivität einstellen muß. Doch bereits nach 2–4 Wochen ist Ihr Organismus so angepaßt, daß Sie schon jeden 2. Tag oder wenn Sie die entsprechende Zielstellung und/oder genügend Zeit und/oder die richtige Konstitution mitbringen, 3–4mal pro Woche oder sogar täglich sportlich aktiv werden können.

Ein gesunder, funktionstüchtiger Körper wird es Ihnen danken…

Programmdauer

Wir empfehlen, daß Sie für ein Schwerpunktprogramm mindestens 24 Trainingstage aufwenden sollten, unabhängig davon, wie häufig Sie pro Woche trainieren. Natürlich können Sie, wenn es Ihnen Spaß macht, ein Programm auch länger trainieren – jedoch nicht mehr als 40 Trainingstage. Danach sollten Sie zu einem anderen Programm übergehen, weil die Trainingswirkung nachläßt und weil neue Übungen wieder einen neuen Trainingsreiz setzen.

Programmablauf

Um ein Schwerpunktprogramm durchzutrainieren, gibt es mehrere Möglichkeiten. Für welche Sie sich letztlich entscheiden, wollen wir Ihnen überlassen. Probieren Sie einmal die eine oder andere Möglichkeit durch.

1. Möglichkeit

Sie trainieren jede Übung für sich zu Ende (z. B.: Übung 1 – 4 Sätze à 25 Wiederholungen, bevor Sie zu Übung 2 übergehen).

2. Möglichkeit

Sie teilen Ihr Programm in »Übungspaare« auf, die Sie dann immer im Wechsel trainieren.
Beispiel: Übung 1 – 1. Satz; Übung 2 – 1. Satz; Übung 1 – 2. Satz; Übung 2 – 2. Satz; Übung 1 – 3. Satz usw.
Nach Beendigung des 1. Übungspaares gehen Sie zum nächsten über:
Übung 3 im Wechsel mit Übung 4, danach Übung 5 im Wechsel mit Übung 6 usw.

3. Möglichkeit

Sie trainieren alle Übungen des Programmes im geschlossenen Block jeweils im 1. Satz hintereinander durch und beginnen dann das Übungsprogramm im zweiten Block wieder von vorn – das heißt, mit dem 2. Satz.

4. Möglichkeit

Sie können sich auch für eine Kombination zwischen den ersten drei Möglichkeiten entscheiden.
Beispiel: Trainieren Sie während der ersten 12 Trainingstage nach Möglichkeit 1; ab dem 13. Trainingstag können Sie Ihr Programm vielleicht nach Möglichkeit 2 abwickeln usw. Sie brauchen sich keinesfalls eingeengt fühlen. Sie sollten vielmehr etwas Abwechslung in Ihr Bodybuildingtraining bringen.

Pausen

Bei den angegebenen Zeiten handelt es sich im Zusammenhang mit der jeweiligen Möglichkeit des Programmablaufs um Richtwerte. Natürlich ist es wichtig, daß Sie sich selbst gut beobachten und prüfen, ob die Erholungspausen zu kurz oder zu lang sind. Im übrigen verweisen wir Sie auf die Ausführungen auf Seite 25–26, wo wir Ihnen den engen Zusammenhang zwischen der Zielstellung des Bodybuilding und den trainingsmethodischen Varianten erläutert haben.

Erholungspausen	Möglichkeit		
	1	2	3
Zwischen den Sätzen	3–4 Min.	½–1 Min.	3–4 Min.
Zwischen den Übungen (bzw. Übungspaaren)	5–7 Min.	5–7 Min.	5–7 Min.

Atmung

Am leichtesten fallen Ihnen die Übungen, wenn Sie bei der eigentlichen Anstrengung immer einatmen und dann während der Rückführbewegung ausatmen.

Diese Atemtechnik ist für Ihre Gesundheit am besten. Die sogenannte Preßatmung, bei der kurz vor der eigentlichen Anstrengung zu ca. 50% eingeatmet und die Luft dann während der Hauptanstrengung kurz angehalten wird, um dann bei der Rückführbewegung wieder auszuatmen, überlassen Sie am besten den Profis. Wissenschaftliche Untersuchungen haben zwar ergeben, daß diese Atemtechnik nicht gesundheitsschädlich ist, weil das Herz-Kreislauf-System und das Atmungssystem im Laufe von Monaten und Jahren imstande sind, sich an die hohen Druckverhältnisse anzupassen, doch raten wir Ihnen von dieser Atemtechnik trotzdem ab.

Trainingsregistrierung

Sie bekommen Ihr Training übrigens schneller in den Griff, wenn Sie sich möglichst schon zu Beginn die realisierten Belastungsmerkmale (Gewichte, Sätze und Wiederholungen) in jeder Übung notieren. Sie wissen dann am nächsten Trainingstag sofort, wo Sie weitermachen können. Entwerfen Sie sich hierfür eine kleine Trainingstabelle. Dies hat auch den Vorteil, daß Sie Trainingsfortschritte und Leistungsentwicklung in den einzelnen Übungen immer genau verfolgen können. Beispiele hierzu finden Sie auch bei den Leistungsprogrammen (S. 65–108).

Wir wollen Ihnen nun im folgenden die einzelnen Übungen unseres Schwerpunktprogramms vorstellen, das sich mit Stärkung wie auch der besseren Beweglichkeit im Arm- und Schulterbereich befassen wird:

Arm- und Schultertraining

Übung 1
Wechselseitiges Armbeugen
Mit Faust- oder Kurzhanteln; Daumen
zeigen beim Üben nach oben, Hantel-
scheiben nach vorn. Beugen der Unterarme bis zur Brusthöhe. (Übung kann
auch mit Langhantel oder mit der Kurzhantel beidseitig ausgeführt werden).
Hauptwirkung:
zweiköpfiger Armmuskel (Bizeps)

Übung 2
Absenken und Strecken eines Armes
aus der Hochhalte
Mit Faust- oder Kurzhanteln; Oberarm
bleibt immer senkrecht. Unterarm wird
hinter dem Kopf abgesenkt und dann
wieder gestreckt. Danach Wechsel zum
anderen Arm.
Hauptwirkung:
Streckmuskeln der Arme (Trizeps)

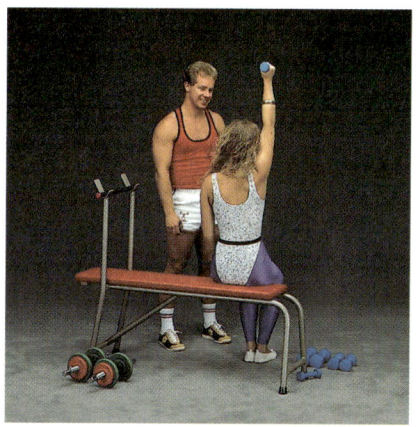

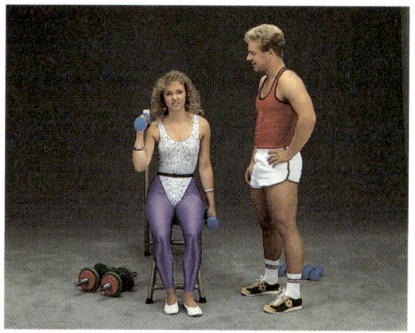

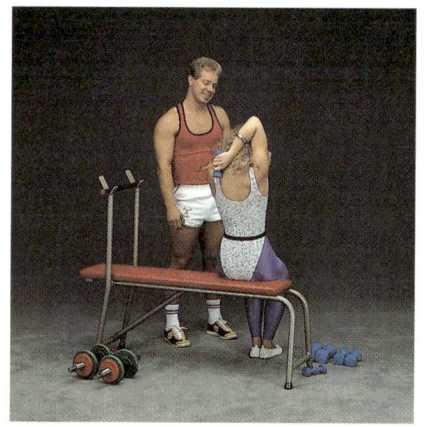

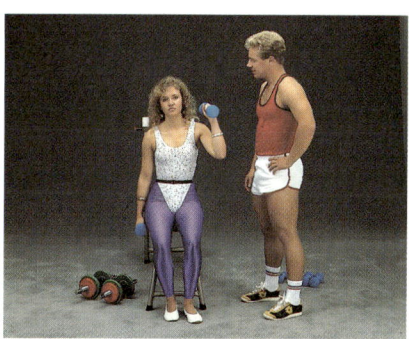

Übung 3

Wechselseitiges Hochheben der gestreckten Arme nach vorn

Mit Faust- oder Kurzhanteln.
Hauptwirkung:
vorderer Teil des Schultermuskels (Delta), langer Kopf des Armmuskels (Bizeps), Kapuzenmuskel (Trapez), Sägemuskel

Übung 4

Seitliches und gleichzeitiges Hochheben der Arme

Mit Faust- oder Kurzhanteln; Arme bleiben gestreckt. Während des Bewegungsablaufes sollen die Fingerspitzen nach unten zeigen (keine Auswärtsdrehung in Hand- oder Schultergelenk).
Hauptwirkung:
mittlerer Teil des Schultermuskels (Delta), Schulterblattheber, Sägemuskel, Kapuzenmuskel (Trapez)

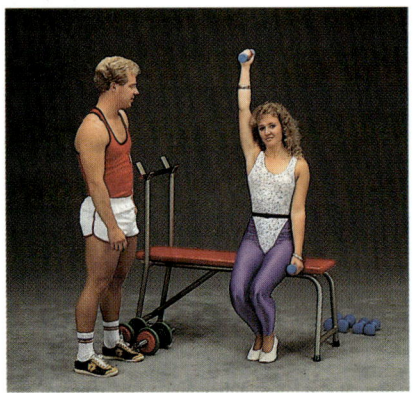
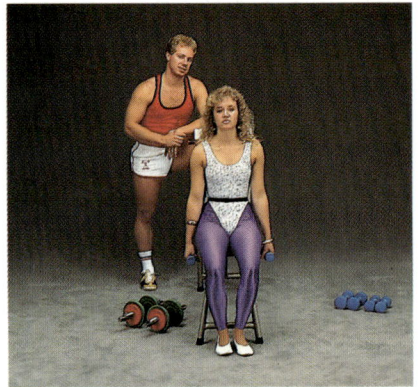

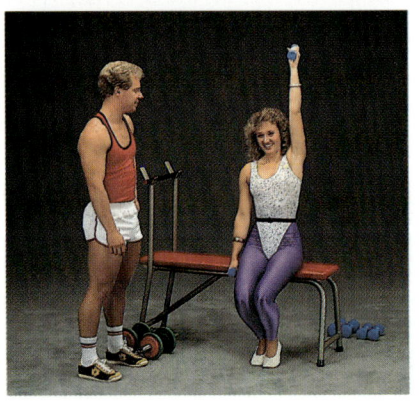
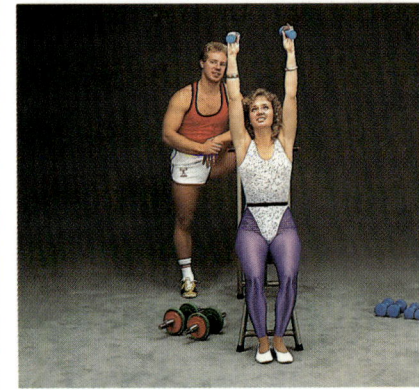

Übung 5
Gleichzeitiges Schulterrollen rückwärts
Mit Faust-, Kurzhanteln oder Langhantel;
Arme bleiben gestreckt, Schultern zuerst maximal hochziehen, dann weit
nach hinten rollen und wieder tief nach
unten durchhängen.
Hauptwirkung:
oberer Teil des Kapuzenmuskels (Trapez), Schulterblattheber

Übung 6
Seitliches Hochziehen eines Armes
Mit Faust- oder Kurzhanteln; mit einer
Hand auf Bank abstützen, mit dem an-
deren Arm Hantel aus Strecklage seitlich
am Körper vorbei schräg nach hinten
oben ziehen, bis Oberarm waagrecht ist.
Danach Wechsel.
Hauptwirkung:
hinterer Teil des Schultermuskels
(Delta), mittlerer Teil des Kapuzenmus-
kels (Trapez), breiter Rückenmuskel,
zweiköpfiger Armmuskel (Bizeps),
Rundmuskel

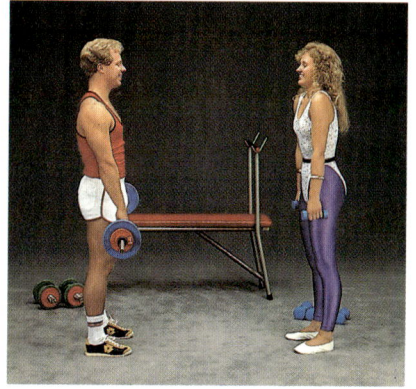

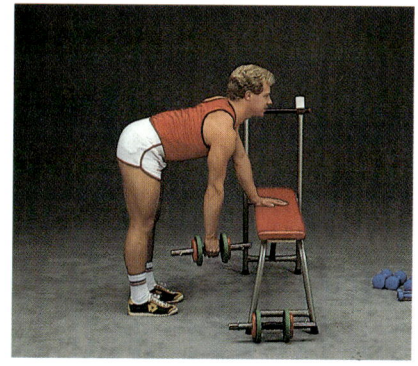

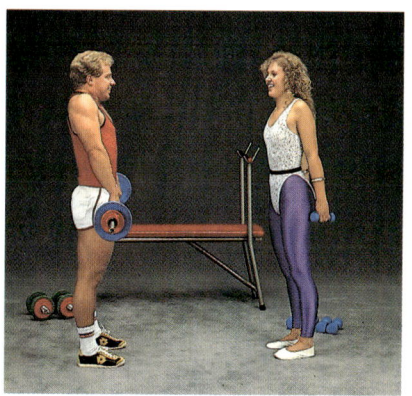

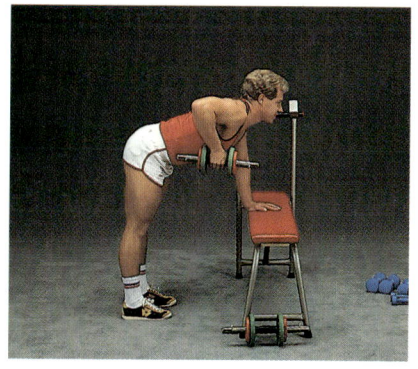

63

Übung 7
Enges Rudern
Mit Faust-, Kurzhanteln oder Langhantel; normale Grätschstellung, Hanteln eng zusammenhalten beziehungsweise enge Griffassung (ca. 15 cm Abstand zwischen beiden Händen). Gewichtsbelastung wird aus gestreckter Armhaltung bis in Kinnhöhe gezogen. Ellbogen möglichst weit nach oben.
Hauptwirkung:
zweiköpfiger Armmuskel (Bizeps), mittlerer Schultermuskel (Delta), Schulterblattheber, Kapuzenmuskel (Trapez)

Übung 8
Absenken und Strecken eines Armes aus der Hochhalte
Mit Faust-, Kurzhanteln oder Langhantel; beide Arme senkrecht nach oben strecken, Unterarme bis zum Kopf absenken und wieder strecken. Oberarme bleiben während des Übens immer gestreckt.
Hauptwirkung:
Streckmuskeln der Arme (Trizeps)

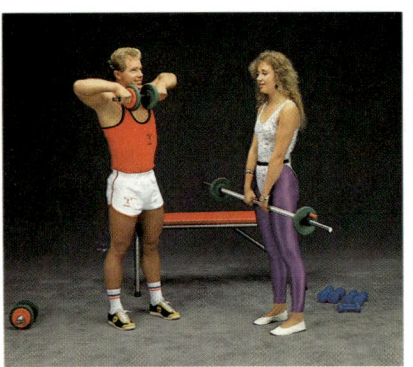

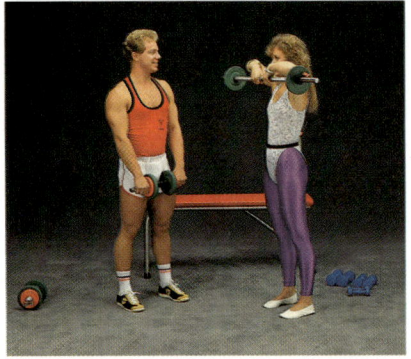

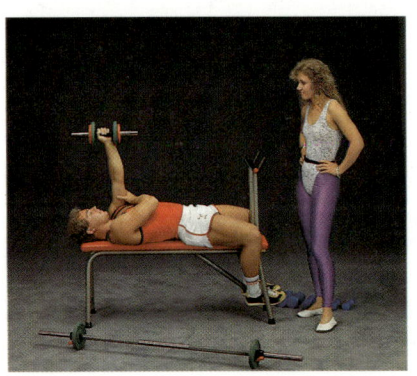

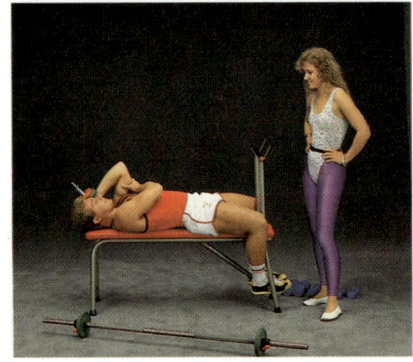

64

Wie kann ich meine Leistung messen?

Bodybuilding macht Spaß, weil man Fortschritte nicht nur fühlt, sondern auch sieht. Bodybuilding ist interessant, weil es aufgrund seiner vielfältigen Übungsmöglichkeiten eine Sportart ist, die Abwechslung im körperlichen Erleben garantiert.

Doch trotz dieses hohen Gesundheits- und Erlebniswertes kommt bei vielen Menschen früher oder später der Punkt, wo sie persönliches Engagement und geduldiges Üben auch in einer Steigerung ihrer eigenen körperlichen Leistungen erkennen und umsetzen möchten. Wenn Sie zu diesen Menschen gehören und gerne eine objektive Bestätigung über den Erfolg Ihres gesunden Bodybuildings beanspruchen, absolvieren Sie die Übungen »fit x 5« und erwerben Sie das »Deutsche Fitnessabzeichen Bio'ning« (siehe »Fit mit Bio-Training«) oder trainieren Sie eines unserer nachfolgenden Leistungsprogramme.

Wir wünschen Ihnen viel Erfolg und gute Ergebnisse...

Muskulöse Arme und breite Schultern

1. Leistungsprogramm:

Das erste Leistungsprogramm, das Sie hier kennenlernen und praktizieren können, widmet sich intensiv einer sehr beliebten Übung im Bodybuilding: dem Bankdrücken. Sie ist nicht nur relativ einfach und mit wenigen Mitteln auszuführen, sondern sie ist auch ideal dazu geeignet, um Arme (Trizeps und Unterarme), obere Partie der Schultern (Deltamuskeln) und den vorderen Teil des Oberkörpers (Brustmuskeln) gut durchzuarbeiten.

Was Sie für die Ausführung dieser Übung benötigen, ist lediglich eine gepolsterte Bank mit Ablagestreben für eine Langhantel, sowie eine Ihrer Leistungsfähigkeit entsprechende Anzahl von Übungsscheiben.

Legen Sie sich nun mit dem Rücken auf die Bank. Über Ihrem Kopf liegt, mit den Händen gut erreichbar, die Hantel in der dafür vorgesehenen Ablage. Heben Sie die Hantel nun mit schulterbreiter Griffweite (ca. 60–80 cm) aus den Ablagen heraus, so daß sie auf die senkrecht

65

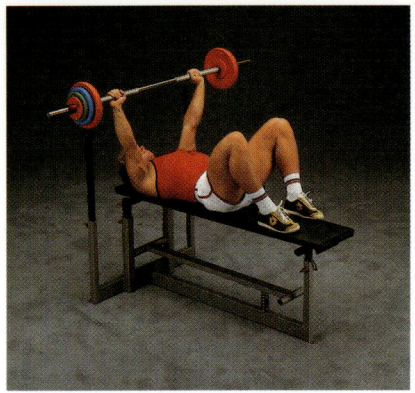 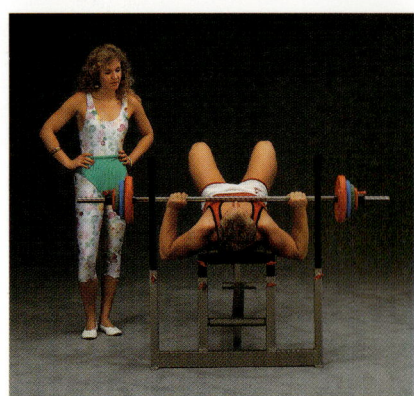

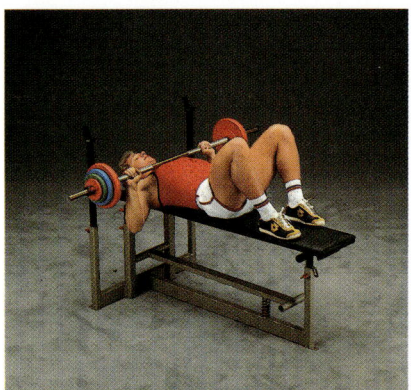 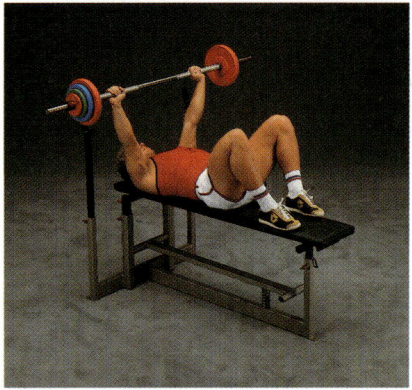

So wird's gemacht: Bankdrücken – eine der beliebtesten Übungen im Bodybuilding

nach oben gestreckten Arme zu liegen kommt. Aus der gestreckten Armhaltung senken Sie dann das Gewicht langsam nach unten ab, bis die Stange leicht die Brust berührt, und drücken Sie dann das Gewicht ohne Pause sofort wieder nach oben.

Achten Sie darauf, daß der Rücken (Lendenwirbelsäule) möglichst flach auf der Bank zu liegen kommt. Stellen Sie deshalb Ihre Füße etwas vom Boden erhöht auf, oder nehmen Sie sie gleich in Höhe des Liegepolsters. Der Kopf beziehungsweise die Augen sollten sich in Höhe der Ablagestreben befinden.

Wenn Sie mit dieser Übung beim ersten Versuch zwischen 40–60 kg schaffen, so ist das normal. Eine Leistung von 70 oder 80 kg kann für einen Anfänger schon als überdurchschnittlich gelten.

Der Weltrekord im Bankdrücken – Sie werden es kaum glauben – lag im Sommer 1988 bei 320 kg, also weit über 6 Zentnern! Mit etwas Nachhelfen, hierbei wird der Schwung der herunterkommenden Hantel zu einem dynamischen Nachstoßen mittels Anhebens des Oberkörpers und des Beckens ausgenutzt, sollen bereits über 350 kg bewältigt worden sein. Die große Differenz zwischen der Leistung eines Anfängers und der eines Fortgeschrittenen zeigt, daß es sich beim Bankdrücken um eine Übung handelt, bei der sehr rasch große Fortschritte zu erzielen sind.

Um Ihre Leistung im Bankdrücken zu verbessern, können Sie mehrere Methoden wählen. Die erste und bekannteste ist rasch erklärt: Sie beginnen mit Trainingsgewichten, die Sie 10- bis 20mal hintereinander bewältigen können. Nach 1–3 Sätzen steigern Sie dann das Übungsgewicht um 5–10 kg, wobei sich die Wiederholungszahl natürlich verringert (z. B. 6–8 Wdhl.). So fahren Sie fort, bis Sie mit dem Übungsgewicht an Ihrer Höchstleistung angelangt sind und hiermit nur noch 2–1 Wiederholungen

schaffen können. Nach dieser Methode trainieren Sie 3- bis 4mal pro Woche und Sie werden damit sicherlich Fortschritte machen.

In der Trainingslehre nennt man diese Methode Pyramidentraining. In jüngster Vergangenheit wurden jedoch im Krafttraining effektivere Trainingsmethoden entwickelt, so daß wir Ihnen die Pyramidenmethode innerhalb dieses Programmes nicht unbedingt empfehlen möchten. Wir möchten Ihnen etwas besseres anbieten, nämlich eine spezielle Übungsmethode, bei der Sie

– mitdenken müssen
– keinerlei Verletzungen zu fürchten brauchen
– eine schnellere Leistungssteigerung erzielen und
– Fähigkeiten entwickeln, die Sie auch anderswo nutzbringend anwenden können.

Doch bevor wir soweit sind, sollten Sie sich vorher kurz in Erinnerung rufen, welche Muskeln beim Bankdrücken die Hauptarbeit leisten.

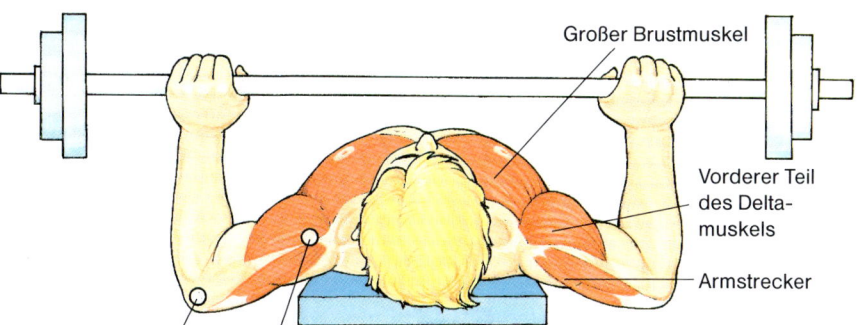

Großer Brustmuskel

Vorderer Teil des Delta-muskels

Armstrecker

Drehpunkt Ellenbogen- und Schultergelenke

Schematische Darstellung des Bankdrückens und hauptsächlich beanspruchte Muskeln

Nur Abwechslung im Training garantiert Leistungsfortschritt. Alle Muskeln, die beim Bankdrücken die hauptsächliche Arbeit leisten, unterziehen wir im 1. Trainingsabschnitt einem speziellen Aufbautraining, um sie optimal auf ihre spätere Aufgabe – im Bankdrücken eine möglichst hohe Leistung zu erzielen – vorzubereiten. Wir trainieren deshalb in diesem Abschnitt auch jeden Tag beziehungsweise mindestens 5mal pro Trainingswoche. Der 2. Trainingsabschnitt, das Koordinationstraining, enthält bereits Variationsübungen des Bankdrückens, also Übungen in verschiedenen Körperpositionen und Griffbreiten. Acht Trainingstage mit je einem Tag Pause dazwischen wollen wir uns für diesen Abschnitt vornehmen.

Nach diesen beiden Phasen, in denen wir ein entsprechend konzentriertes Aufbau- und Koordinationstraining durchgeführt haben, sind Muskeln und Nervensystem der am Bankdrücken beteiligten Körperpartien bestens darauf vorbereitet, um im 3. Trainingsabschnitt neue Besleistungen in dieser Übung zu erreichen.

Doch nun wollen wir Sie zuerst in die Geheimnisse der einzelnen Trainingsabschnitte näher einweihen.

Spezielles Aufbautraining

Ziel dieses Aufbautrainings ist eine Vergrößerung der Energiespeicher innerhalb der Muskulatur.

Trainingsgeräte

Als Zusatzbelastung für den 1. Trainingsabschnitt können Sie ein Paar Fausthanteln wählen, die es in unterschiedlichen Gewichten zu kaufen gibt. Sie können aber auch 2 Kurzhanteln nehmen, bei denen Sie die gewünschte Belastung durch Aufsetzen von entsprechenden Gewichtsscheiben selbst individuell bestimmen. Wenn Sie keines der beiden Geräte haben beziehungsweise sie sich auch nicht zulegen wollen, genügen auch beliebige Gegenstände aus Ihrem Haushalt (beispielsweise zwei gleich schwere Bücher oder zwei mit Wasser gefüllte Plastikflaschen mit Henkel), die bequem in die Hand zu nehmen sind. Für die Durchführung des 2. Trainingsabschnittes genügt eine Drückerbank mit Hantelablage sowie eine Langhantel mit austauschbaren Gewichtsscheiben. Zur leichteren Auswahl und Entscheidung für diejenigen Leser, die sich in Ihrem Heimstudio selbst ein paar Geräte zulegen wollen, haben wir einige Alternativen aufgezeigt (Abb. S. 69).

Programmablauf

Trainieren Sie entsprechend unserem vorgeschlagenen Übungskatalog für den 1. Trainingsabschnitt immer ein Übungspaar zusammen:

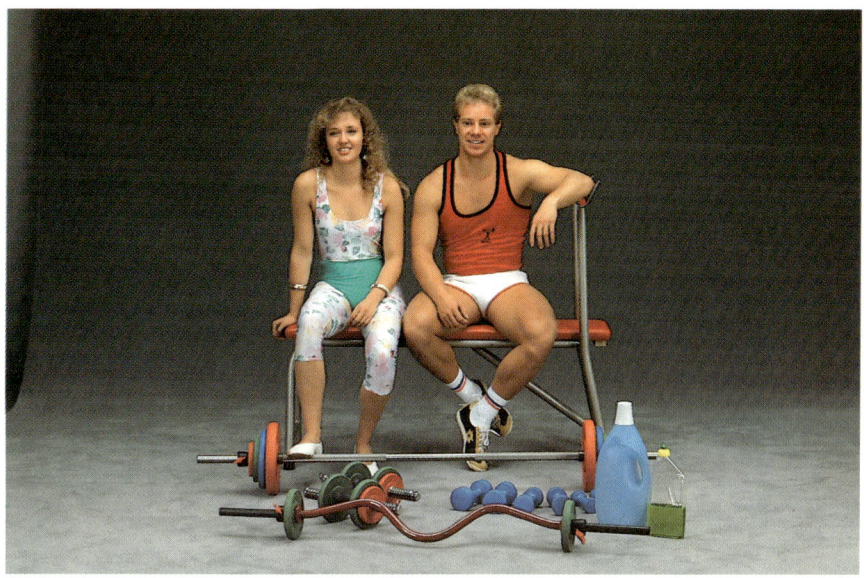

Übung 1 im Wechsel mit Übung 2.
Übung 1 – 1. Satz, dann Übung 2 – 1. Satz; danach Übung 1 – 2. Satz, dann Übung 2 – 2. Satz usw., je nachdem, wieviel Sätze Sie trainieren sollten beziehungsweise möchten.

Haben Sie das erste Übungspaar zu Ende trainiert, geht es im gleichen Sinne weiter mit:

Übung 3 im Wechsel mit Übung 4,
Übung 5 im Wechsel mit Übung 6,
Übung 7 im Wechsel mit Übung 8.

Sätze

Wenn Sie alle Übungen zusammenzählen, sollten Sie pro Trainingstag 30–40 Sätze erreichen. Das heißt also, Sie sollten pro Übung im Schnitt 4–5 Sätze trai-

nieren. Die Anzahl hängt natürlich auch ein wenig von Ihrer Tagesform, Ihrem aktuellen Trainingszustand und/oder der Ihnen zur Verfügung stehenden Zeit ab. Sie sollten also unsere Empfehlungen nur als ungefähre Richtlinie und nicht als Dogma auffassen und dabei wissen, daß Sie Ihr Training gefühlsmäßig durchaus selbst etwas variieren können – einmal etwas weniger und einmal (durchaus) etwas mehr, als im Plan vorgegeben ...

Wiederholungen

In allen acht Übungen des 1. Trainingsabschnittes sollten pro Übungssatz immer ungefähr zwischen 20–30 Wiederholungen ausgeführt werden. Wichtig ist bei diesem Aufbautraining nicht allein die exakte Wiederholungszahl, sondern – im Zusammenhang damit – auch das richtige Übungstempo.

Übungstempo

Während des gesamten Trainings in der Aufbauphase ist auf eine korrekte Übungsausführung und auf ein mäßiges Bewegungstempo zu achten. Bemerkung zu Übung 8: Der 1. Übungssatz wird nach vorne-oben, also im Uhrzeigersinn, und der 2. Übungssatz nach vorne-unten, also gegen den Uhrzeigersinn, ausgeführt; der 3. Satz wieder nach vorne-oben usw.

Übungsgewicht

Die Gewichtsbelastung sollten Sie individuell bei jeder der acht Übungen so wählen, daß Sie die empfohlenen Wiederholungszahlen mit einiger Anstrengung erreichen und dabei auch noch das empfohlene Übungstempo einhalten können. Im Verlauf der Programmdauer wird natürlich das Übungsgewicht aufgrund Ihrer bereits steigenden Leistungsfähigkeit von Zeit zu Zeit erhöht werden können.

Programmdauer

Unabhängig davon, wie häufig Sie pro Woche trainieren, erstreckt sich der 1. Abschnitt auf insgesamt 24 Trainingstage. Während dieser 24 Trainingstage sollten Sie Ihr Training aufzeichnen. Beispiels-

weise können Sie hierfür Ihr eigenes »Trainingstagebuch« entwerfen oder auch unsere eigens entworfene Tabelle benutzen, in die Sie in die dafür vorgesehenen Kästchen entweder die Gesamtanzahl der Sätze (Durchgänge) in jeder Übung oder (was für die Analyse Ihres 1. Abschnittes noch besser wäre) den Trainingsumfang pro Übung in Kilogramm eintragen (siehe Abb. 54).

Beispiel für Übung 1: Sie trainieren 4 Sätze mit jeweils 30 Wiederholungen bei einer Kurzhantelbelastung von 2,5 kg. Dies ergibt insgesamt 120 Wiederholungen x 2,5 kg = 360 kg (Trainingsumfang). So können Sie die Trainingsleistung nicht nur in den einzelnen Übungen dokumentieren und deren Entwicklung im Verlaufe des Trainings verfolgen, sondern darüber hinaus auch noch die Leistungsverbesserung im Zeitraum der 24 Trainingstage kontrollieren.

Übungen								
Trainings-tag	1	2	3	4	5	6	7	8
1.								
2.								
3.								
4.								
5.								
.								
.								
.								
24.								

Trainingstabelle

70

Übungen des Aufbautrainings

Übung 1

Strecken und Beugen des Unterarms im Ellbogengelenk. Aus der Ausgangslage wird das Gewicht hinter dem Kopf nach oben gehoben und wieder zurückgelassen. Der Oberarm bleibt also während des Übens immer senkrecht, nur der Unterarm wird bewegt! Diese Trizepsübung kann im Stand oder im Sitzen durchgeführt werden.

Hauptwirkung: dreiköpfiger Armstrekker (aus gedehntem Zustand)

Übung 2

Rückenlage auf Bank – horizontale Körperlage – Arme in Hochhalte: Seitführen der Arme im rechten Winkel nach unten bis knapp unter die Waagrechte und anschließendes Zusammenführen der Arme.

Hauptwirkung:

mittlerer Teil des Brustmuskels

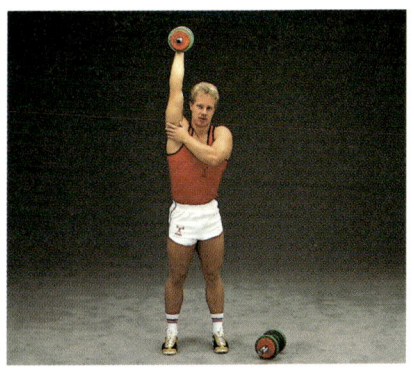

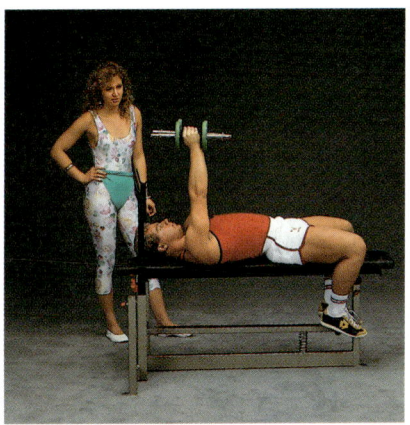

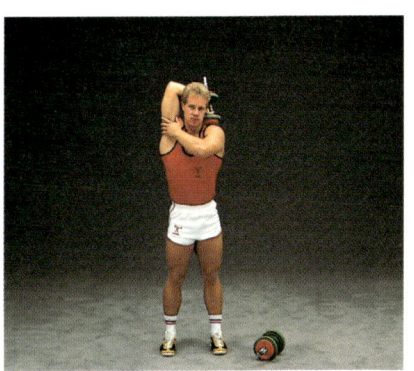

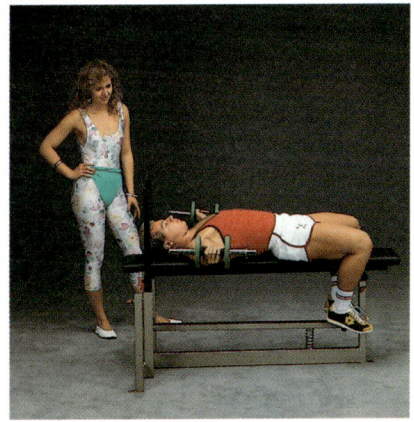

Übung 3

Strecken und Beugen des Unterarmes im Ellbogengelenk. Ausgangsstellung ist die Rumpfvorbeuge; darauf achten, daß der Oberarm des trainierenden Armes während des Übens immer waagrecht bleibt und nur der Unterarm nach hinten-oben bis zur Waagrechten gestreckt und wieder bis zur Senkrechten zurückgelassen wird. Sofort den Satz für den anderen Arm anschließen.
Hauptwirkung:
dreiköpfiger Armstrecker (aus kontrahiertem Zustand)

Übung 4

Rückenlage auf Bank mit einer Schräglage des Körpers: Oberkörper liegt höher als Beine, Arme in Hochhalte. Die Übungsausführung entspricht Übung 2.
Hauptwirkung:
oberer Teil des Brustmuskels

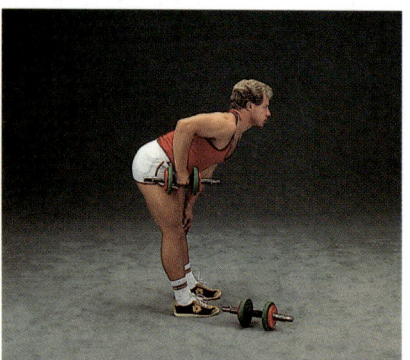

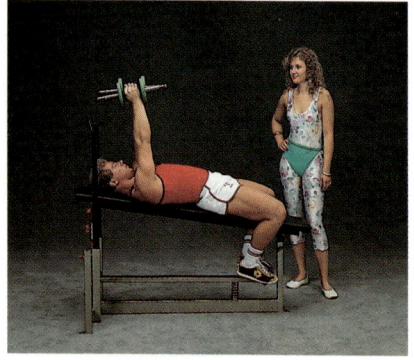

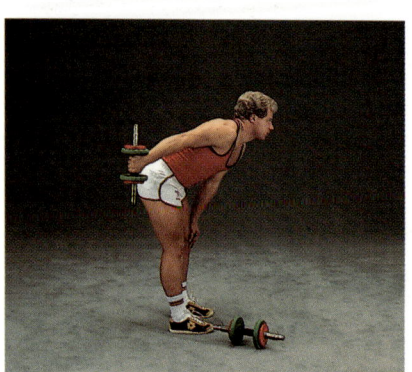

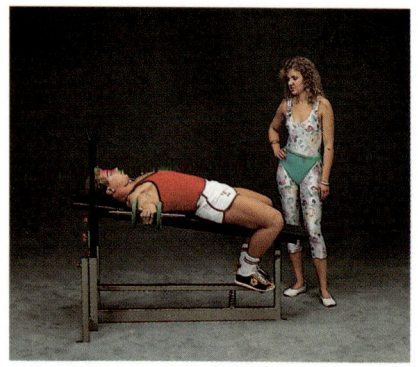

Übung 5

Wechselweises Heben und Senken der Arme nach vorn. Die Wirkung der Übung wird stark erhöht, wenn man die Arme jeweils oben und unten nicht ganz bis zur Senkrechten hebt beziehungsweise in die Tiefhalte absenkt; die Muskeln bleiben dadurch während des Übens immer angespannt!
Hauptwirkung:
vorderer Teil des Deltamuskels sowie der lange Kopf des zweiköpfigen Oberarmmuskels

Übung 6

Rückenlage auf Bank mit einer Schräglage des Körpers: Oberkörper liegt tiefer als Beine, Arme in Hochhalte. Die Übungsausführung entspricht Übung 2.
Hauptwirkung:
unterer Teil des Brustmuskels

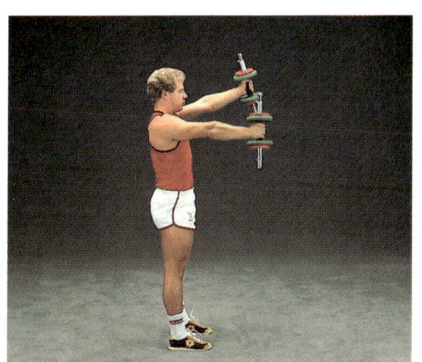

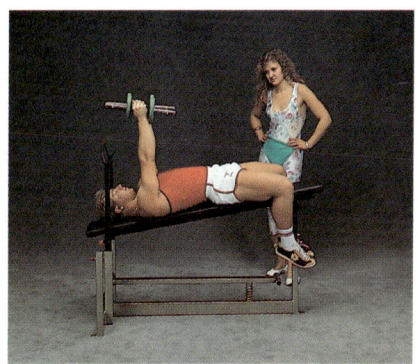

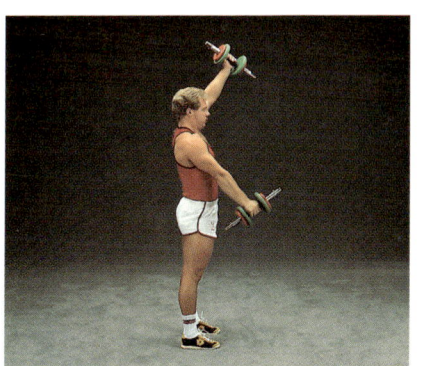

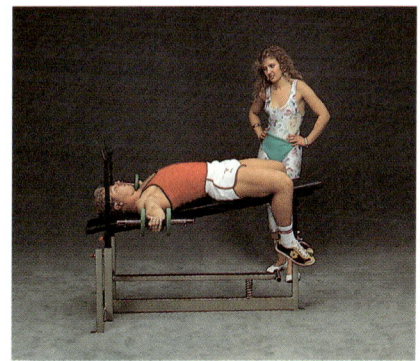

Übung 7
Heben und Senken des gestreckten Armes im Schultergelenk nach innen-oben. Ausgangsstellung ist die Rumpfvorbeuge. Mit dem Gegenarm auf dem Knie abstützen. Der senkrecht nach unten hängende arbeitende Arm wird schräg nach innen-oben geführt und wieder, bis kurz vor die Senkrechte, abgesenkt, wodurch wieder eine größere Wirkung entsteht. Übung mit jedem Arm getrennt durchführen.
Hauptwirkung:
gesamter Brustmuskel

Übung 8
Rückenlage auf Bank mit einer waagrechten Körperposition: Wechselseitiges Heben und Senken der gestreckten Arme.
Hauptwirkung:
gesamter Brustmuskel, Deltamuskel
Ausgleichsübung:
Wechselseitiges Armkreisen, einmal im Uhrzeiger-, dann gegen den Uhrzeigersinn.

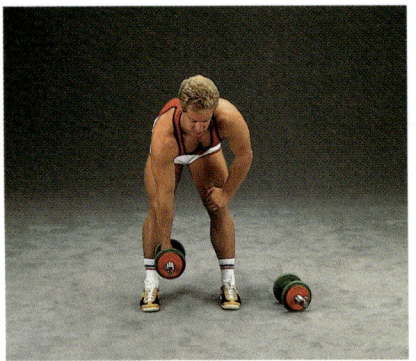

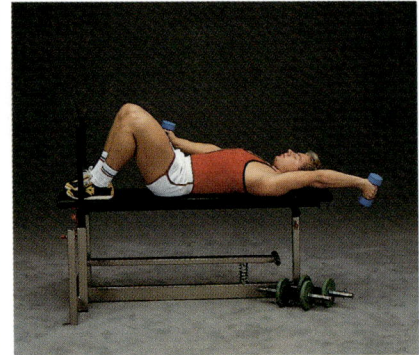

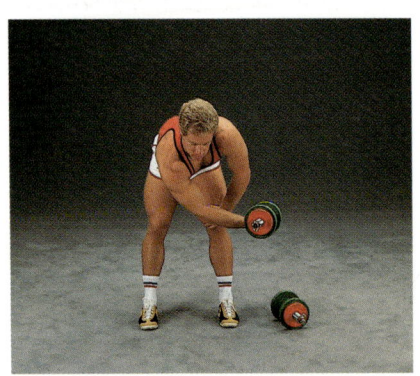

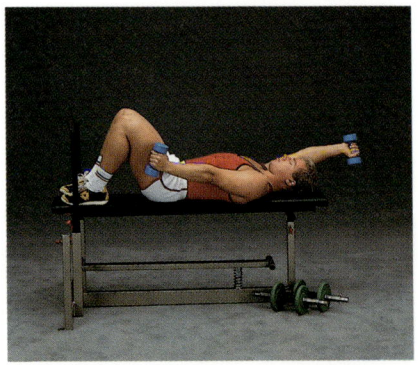

Koordinationstraining

Ziel dieses Trainingsabschnittes ist die Verbesserung des koordinativen Zusammenspiels zwischen Muskeln (Motor), Nervenzelle (Schaltstation) und Gehirn (Befehlszentrale).

Nach 24 harten Trainingseinheiten ist das Aufbautraining abgeschlossen und Sie können nach dieser sehr wichtigen Aufbauphase, die Sie für die betreffenden Muskeln vor allem mit eingelenkigen Grundübungen durchgeführt haben, zum nächsten Trainingsabschnitt übergehen. Denn nun ist es soweit: Sie dürfen in dieser Phase bereits Bankdrücken!

Aber Sie müssen sich noch etwas zurückhalten! Hohen Gewichten müssen Sie noch entsagen. Das Übungsprogramm dauert jetzt insgesamt 16 Tage, ist also kürzer, als der 1. Abschnitt. Da Sie zudem nur an jedem 2. Tag trainieren dürfen, beinhaltet der 2. Abschnitt 8 Trainingseinheiten! Die passiven Zwischentage sind dazu da, daß sich Ihre Muskulatur und Ihr Nervensystem gut erholen können.

Programmablauf

Lesen Sie die Erläuterungen zum Programmablauf dieses Trainingsabschnittes sehr aufmerksam durch! Je genauer Sie die methodischen Trainingshinweise verstehen und dann praktizieren, desto größer werden Ihre Leistungsfortschritte und damit Ihr späterer Erfolg sein, im Bankdrücken eine neue Bestleistung aufzustellen!

Beim Koordinationstraining kombinieren Sie keine Übungen miteinander (Übungspaare – wie in der Aufbauphase), sondern Sie trainieren jede Übung einzeln bis zum Ende durch, bevor Sie mit einer neuen, anderen Übung beginnen.

An jedem Trainingstag wählen Sie für die vorgeschlagenen 5 Übungen ein Gewicht (Belastung), mit dem Sie gerade noch pro Übungssatz zwischen 6–8 Wiederholungen ausführen können. Das bedeutet, daß es bei der Wahl der Trainingsbelastung sehr wichtig ist, daß Sie nicht zu leicht, aber auch nicht zu schwer trainieren! Wenn Sie innerhalb der empfohlenen Wiederholungsgrenzen von 6–8 bleiben und das Hantelgewicht gerade noch schaffen (bei den letzten beiden Wiederholungen sollten Sie sich wirklich anstrengen müssen!), dann haben Sie die Trainingsbelastung richtig gewählt. Wenn Sie das richtige Gewicht auf Anhieb nicht gleich finden, scheuen Sie sich nicht, im darauffolgenden Satz auf jeder Seite eine kleine Hantelscheibe abzuziehen oder, wenn es vorher zu leicht war, noch zusätzlich eine auf die Stange zu stecken. Hier zeigt sich der Vorteil einer Hantel mit Übungsscheiben, denn die Belastung läßt sich sehr fein dosieren und individuell abstufen.

Durch das konzentrierte Aufbautraining ist natürlich in erster Linie die Leistungsfähigkeit der einzelnen Muskeln stark erhöht worden. Wir erinnern uns: Trainingsziel war es ja, innerhalb jedes Muskels einen größeren Energiespeicher anzulegen. Ob Sie dieses Ziel erreicht haben, konnten Sie – richtiges Training vorausgesetzt – schon daran erkennen, daß die einzelnen Muskeln dicker geworden sind!

Im Koordinationstraining geht es darum, die zuvor einzeln aktivierten Muskeln im Komplex an ihre neue Aufgabe näher heranzuführen. Das heißt, die energiereicher und damit leistungsstärker gewordenen Einzelmuskeln müssen nun im Zusammenspiel untereinander besser koordiniert werden. Dies gelingt dann sehr gut, wenn die nervale Bahnung zwischen Muskeln und Gehirn (Nervensystem) ständig geübt und mit komplexen Übungen (Übungen, die gleichzeitig mehrere Gelenke beanspruchen) variabel trainiert wird.

Wir wollen dies in unserem Falle durch die Übung Bankdrücken erreichen – jedoch: in unterschiedlichen Griffweiten und Körperpositionen, mit mittleren Trainingsgewichten und mit verschiedenen Anstrengungsgraden (Muskelaktivierung)!

Sie beginnen am ersten und zweiten Trainingstag mit Übung 1 des Koordinationstrainings: Bankdrücken in waagrechter Körperlage und mit mittlerer (schulterbreiter) Griffweite (siehe Abb. S. 80). Dabei bewegen Sie die Hantel in allen Sätzen so auf und ab, als ob Sie, anstatt auf einer soliden Bank, auf einer dünnen Glasscheibe liegen würden, die Sie beim Hochdrücken der Hantel auf keinen Fall zerbrechen wollen. Jeder Ruck, jede abrupte Bewegung, jede größere Beschleunigung des Gewichtes sind noch nicht erlaubt. Auch darf die Hantel nirgendwo angehalten werden,

sondern muß sich in jedem Übungssatz auch ohne die kleinste Pause im Rahmen der geplanten Wiederholungen in einer gleichmäßig-ruhigen Bewegung befinden.

Wir machen Sie darauf aufmerksam, daß es nicht einfach ist, dieses Training konsequent durchzuführen. Es erfordert ein Höchstmaß an Konzentration und kostet viel muskuläre Energie und geistige Kraft. Doch gerade dies sind die Trainingsschwerpunkte des Koordinationstrainings.

Dieselben methodischen Anweisungen gelten natürlich auch für die Übungen 2 und 3 mit breitem beziehungsweise engem Griff sowie für die Übungen 4 und 5, die mit veränderter Körperlage, jedoch mit normalem schulterbreitem Griff ausgeführt werden.

Für jede Übung haben wir eine bestimmte minimale und maximale Anzahl von Sätzen empfohlen (siehe S. 80–82). Dies bedeutet lediglich, daß Sie sich unter Berücksichtigung Ihrer Leistungsfähigkeit, Ihrer jeweiligen Tagesform oder der Ihnen für das Training zur Verfügung stehenden Zeit innerhalb dieser vorgeschlagenen Bandbreite halten sollten – aber nicht müssen! Sie können auch mehr beziehungsweise weniger Sätze trainieren. Es gilt also auch hier der gleiche Grundsatz wie beim Aufbautraining.

Sie sollten sich immer selbst beobachten: Das Trainingsgefühl zu entwickeln, sich selbst einzuschätzen zu lernen ist wichtiger als irgendein dogmatischer, sturer Trainingsplan. Genauso wichtig ist es natürlich, auch einmal über seinen eigenen Schatten zu springen, sich zu überwinden und noch durchzukämpfen, wo man vielleicht schon aufgeben wollte! Finden Sie zwischen diesen beiden Maximen das goldene Mittelmaß … Wenn Sie sich also im Rahmen unserer vorgeschlagenen Satzzahlen halten, werden Sie insgesamt innerhalb einer Trainingseinheit auf 15–30 Sätze kommen. Es soll dabei noch einmal betont werden, daß Sie all diese Übungssätze mit höchster Konzentration ausführen und durchhalten sollten. Dafür dürfen Sie ja am Tage danach auch ausruhen! Ab dem dritten Trainingstag wird bei der Aufwärtsbewegung beschleunigt, die Hantel wird mit mehr Geschwindigkeit nach oben gedrückt. Diese Variante in der Trainingsmethodik gilt jedoch nur für Übung 1 (siehe Abb.: »Methode im Koordinationstraining«, S. 78).

Die Beschleunigung beim Hochdrücken in Übung 1 sollten Sie jedoch nicht gleich beim 1. Satz versuchen, sondern erst ab dem 3. oder 4. Satz, je nachdem, wieviele Sätze insgesamt Sie sich in der 1. Übung vorgenommen haben. Nehmen Sie sich also zuerst in jeder Übung 2–3 Sätze vor, die Sie zum Aufwärmen der Muskulatur in ruhig-gleichmäßigem Bewegungstempo absolvieren (siehe Abb. »Typ 1«). Ganz so, wie die Bewegungsausführung im Aufbautraining auf der »Glasscheibe«.

Erst ab dem 3. oder 4. Übungssatz lassen Sie die Hantel zunächst im ruhiggleichmäßigen Tempo zur Brust ab, drücken sie ebenso ruhig und kontrolliert von der Brust wieder in die Höhe. Wenn die Hantel die erste Hälfte der Aufwärtsbewegung zurückgelegt hat, dann setzen Sie für die restliche Drückbewegung nach oben plötzlich alle Kraft ein, die Sie aufbringen können!!!

Das Gewicht ist richtig gewählt, wenn Sie bis zur achten Wiederholung (mehr sollten es in einem Satz nicht sein) auf dem 2. Teil der Bewegungsphase des Hochdrückens nicht langsamer, sondern eher schneller werden. Trainieren Sie auf diese Art und Weise – langsam andrücken, dann beschleunigen und so schnell wie möglich weiterdrücken – drei bis vier Sätze (siehe Abb. »Typ 2«).

Bei den letzten 3–4 Sätzen von Übung 1 beschleunigen Sie nach zunächst gleichmäßig-ruhigem und konzentriertem Herunterlassen der Hanteln direkt schon von der Brust weg, so daß sie während der gesamten Aufwärtsbewegung so viel Kraft mobilisieren, wie Sie unter größter Willensanspannung überhaupt aufbringen können (siehe Abb. »Typ 3«). Vergessen Sie nicht, die maximale Beschleunigung der Hantel nach oben wirklich bis zur letzten Wiederholung durchzuhalten.

Von den restlichen Übungen 2, 3, 4 und 5 trainieren Sie im Anschluß an Übung 1 nur noch jeweils 3–4 Sätze. Aber diese können Sie im bekannten gleichmäßigruhigen Tempo durchführen, wie in der Aufbauphase beziehungsweise wie an den beiden ersten Trainingstagen in der Koordinationsphase. Zur Erholung gewissermaßen …

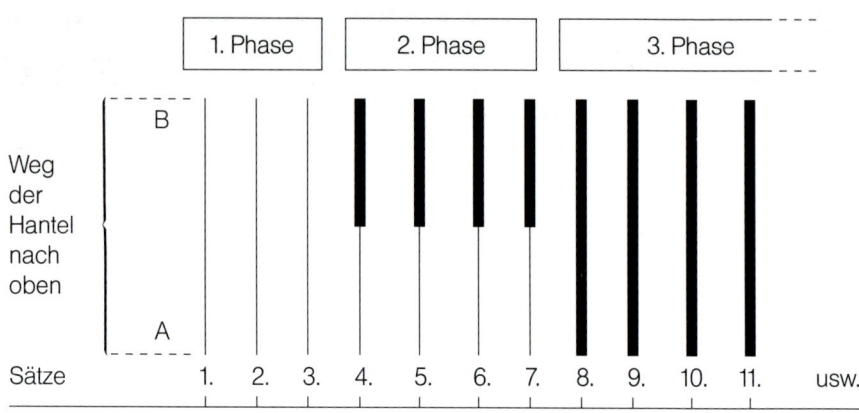

»Methode im Koordinationstraining« (nur bei Übung 1 anwenden)

A = Anfang der Aufwärtsbewegung
    (Arme sind gebeugt)

B = Ende der Aufwärtsbewegung
    (Arme sind gestreckt)

| = gleichmäßig-ruhige Bewegungsführung

■ = starke Beschleunigung
    (höchste Geschwindigkeit)

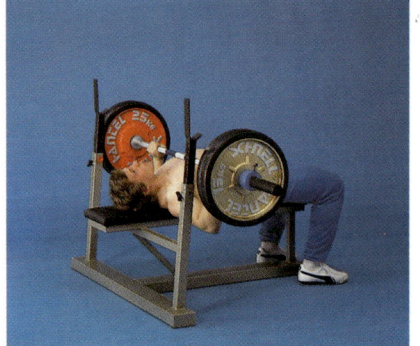

A = Anfang der (positiven) Drückbewegung

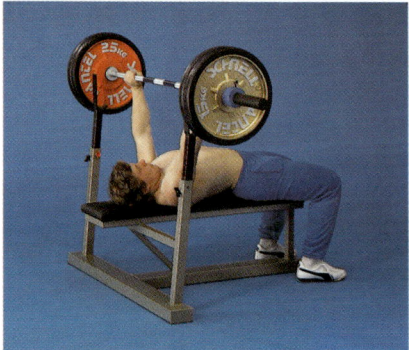

B = Ende der (positiven) Drückbewegung

Programmdauer

Wie bereits erwähnt, dauert die Phase des Koordinationstrainings insgesamt 16 Tage, wobei Sie jedoch nach einem Trainingstag immer einen Ruhetag einlegen sollen; insgesamt trainieren Sie deshalb nur an 8 Trainingstagen, wobei Sie die Trainingstabelle wieder als Möglichkeit zur Dokumentation Ihrer Arbeit verwenden können. Ihre Trainingsfortschritte lassen sich so leicht ablesen.

Wochen-tag	Trainings-tag	Übungen					Summe
		1	2	3	4	5	
1.	1.						
2.	Ruhe						
3.	2.						
4.	Ruhe						
5.	3.						
6.	Ruhe						
7.	4.						
8.	Ruhe						
9.	5.						
10.	Ruhe						
11.	6.						
12.	Ruhe						
13.	7.						
14.	Ruhe						
15.	8.						
16.	Ruhe						

Trainingstabelle

Trainingsplan und Trainingstabelle

Tragen Sie in die Tabelle in die jeweiligen Kästchen die Anzahl der Übungssätze, der Satzwiederholungen sowie das Trainingsgewicht ein (siehe Abb. oben):

Trainingsbeispiel für den 1. Tag
Übung 1: 5 Sätze zu je 8 Wiederholungen mit jeweils 40 kg; das ergibt $5 \times 8 \times 40 = 1600$ kg
Übung 2: 3 Sätze zu je 7 Wiederholungen mit jeweils 35 kg; das ergibt $3 \times 7 \times 35 = 735$ kg usw.
Sollten Sie für Ihre Buchführung mehr Platz benötigen, da Sie beispielsweise innerhalb der Sätze unterschiedlich viele Wiederholungen machen, legen Sie sich am besten selbst eine größere Trainingstabelle an.

So haben Sie stets einen umfassenden Gesamtüberblick über die Entwicklung der Satzzahlen, die Steigerung der Wiederholungen und dem Trainingsumfang – und dies sowohl getrennt in den einzelnen Übungen als auch in der Gesamtbelastung (das heißt, der Trainingssumme aus 5 Übungen).

Und denken Sie immer daran: die Koordinationsphase ist mit acht Trainingstagen so kurz, daß Sie jeden Trainingstag äußerst wichtig nehmen und jede Übung, jeden Übungssatz, jede einzelne Wiederholung besonders ernst und konzentriert trainieren sollten!

Übungen des Koordinationstrainings

Übung 1
Rückenlage auf Bank in waagrechter Körperposition, mittlere (schulterbreite) Griffweite
Empfehlung: 6–15 Sätze
Übungswirkung: gleiche Belastung für Trizeps (Armstrecker), Brustmuskeln und vordere Deltamuskeln

Übung 2
Rückenlage auf Bank in waagrechter Körperposition, breite Griffweite
Empfehlung: 2–4 Sätze
Übungswirkung: intensiver für Brustmuskeln

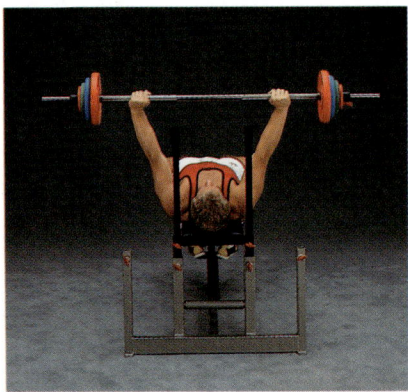

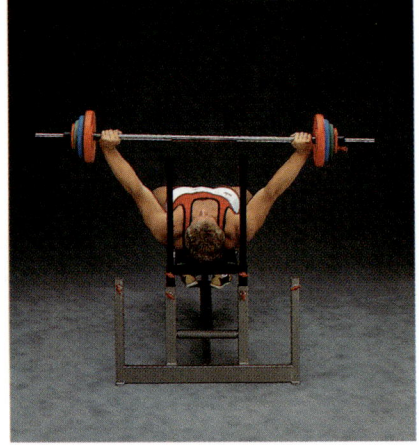

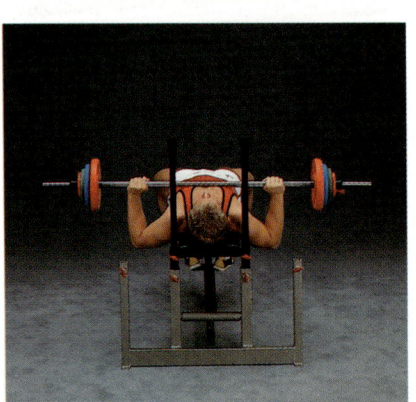

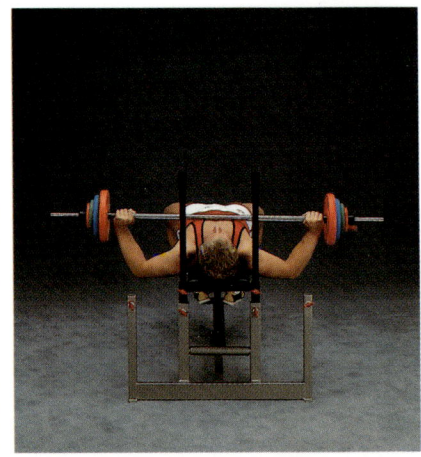

Übung 3
Rückenlage auf Bank in waagrechter Körperposition, enger Griff
Empfehlung: 2–4 Sätze
Übungswirkung: intensiver für Trizeps und Deltamuskeln

Übung 4
Rückenlage auf Bank, Oberkörper liegt höher als die Hüfte, mittlere (schulterbreite) Griffweite
Empfehlung: 2–4 Sätze
Übungswirkung: intensiver für den oberen Teil der Brustmuskeln

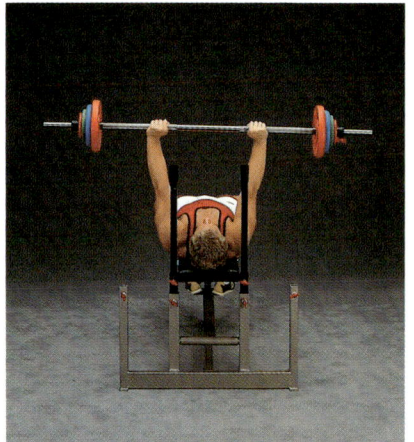

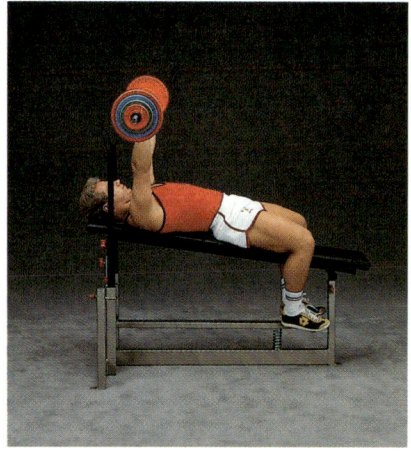

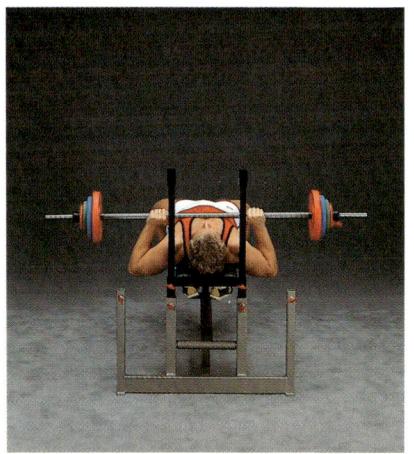

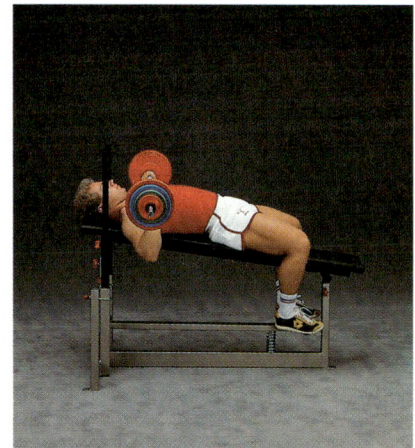

Übung 5
Rückenlage auf Bank, Oberkörper liegt
tiefer als die Hüfte, mittlere (schulterbreite) Griffweite
Empfehlung: 2–4 Sätze
Übungswirkung: intensiver für den unte-
ren Teil der Brustmuskeln

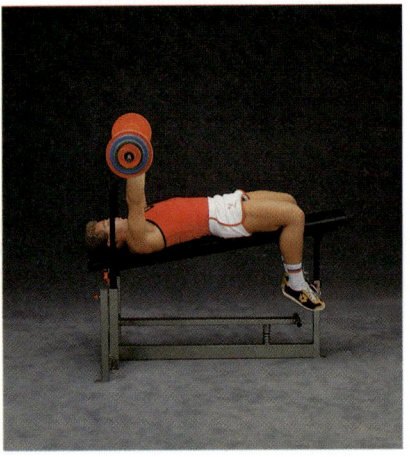

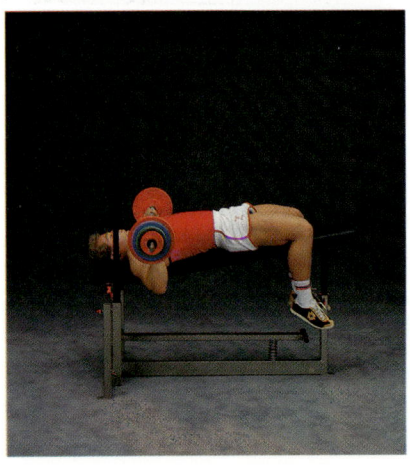

Wettkampftraining

Dieser Trainingsabschnitt dient dem
Wettkampftraining und verfolgt das Ziel,
Sie zum Aufstellen einer neuen persönlichen Bestleistung im Bankdrücken zu
befähigen.
Jetzt naht die Stunde der Wahrheit!
Haben Sie alle Übungen des Aufbau-
und Koordinationstrainings möglichst
korrekt und konsequent absolviert, dann
kann nichts mehr schiefgehen. Nach
einer Pause von zwei Tagen werden Sie
sicher ausgeruht genug sein, um
dann den 3. Trainingsabschnitt, das
Wettkampftraining, in Angriff nehmen zu
können.

Geräte und Übungen

Die Geräte entsprechen denen des
Koordinationstrainings: also gepolsterte
Bank mit Ablagestreben, Langhantel
und Übungsscheiben. Bei der Drücker-
bank haben Sie die Wahl zwischen vier
Ausführungen:
– Kleine Drückerbank mit verstellbarer
  Polsterbrettauflage (vorn);
– Spezialdrückerbank – schmale Aus-
  führung (Mitte rechts);
– Spezialdrückerbank – breite Ausfüh-
  rung (Mitte links) oder
– Supertrainingsbank für über 10
  Übungsmöglichkeiten (hinten).
Als Übung trainieren Sie jetzt nur noch
das Bankdrücken in Rückenlage mit
waagrechter Körperposition, was Ihrer
Wettkampfübung entspricht.

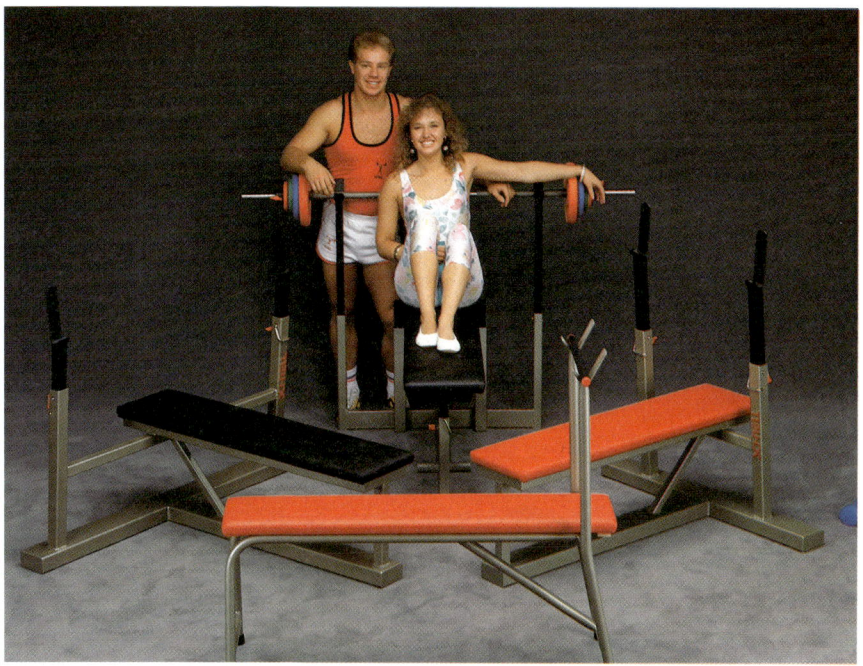

Programmdauer

Für das Wettkampftraining sollten Sie einen Zeitraum von 10 Tagen ansetzen, wobei Sie jedoch nach einem Trainingstag immer zwei Tage ausruhen sollten; insgesamt trainieren Sie also nur an vier von zehn Tagen, wobei der vierte und letzte Tag des Wettkampftrainings gleichzeitig auch Ihr Wettkampftag sein soll, an dem Sie eine um vieles bessere Leistung aufstellen sollen, als Sie zu Beginn des Aufbautrainings aufweisen konnten (siehe Abb. unten).

Programmablauf

Da wir bei diesem Wettkampftraining eine neue Übungsmethodik anwenden, wird jeder Trainingstag ausführlich beschrieben.

Tage insgesamt:	1.	2.	3.	4.	5.	6.	7.	8.	9.	10.
Trainingstage:	1.			2.			3.			4.
		Pause			Pause			Pause		

Plan des Wettkampftrainings

83

1. Trainingstag

Wählen Sie heute ein mittleres Trainingsgewicht, das Sie in drei Sätzen 6–8mal in ruhig-gleichmäßigem Tempo drücken.
Beim 4. und 5. Satz erhöhen Sie die Belastung etwas und gehen mit der Wiederholungszahl auf 4–6 Wiederholungen pro Satz zurück. Nun ist auch bereits eine kleine Beschleunigung erlaubt.
Beim 6. und 7. Satz sollten Sie noch etwas mehr beschleunigen und hierfür wiederum eine etwas größere Belastung wählen; die Wiederholungszahl pro Satz geht nun sogar auf 3–4 zurück. Ab dem 8. Satz sollten Sie ein Hantelgewicht erreicht haben, das Sie maximal jeweils nur zweimal drücken können. Es ist dabei nun selbstverständlich, daß Sie jetzt bei diesen Sätzen mit zwei Wiederholungen Ihre ganze Kraft einsetzen!
Bleiben Sie bei diesem Gewicht und wiederholen Sie damit immer zweimal; das heißt: führen Sie so viele Sätze aus,

solange Ihre Energie ausreicht. Zwischen jedem Satz sollten Sie wie im Koordinationstraining immer 2–3 Min. Pause machen, um sich wieder zu erholen. Es können 5, 8, 10 oder auch mehr Sätze nach diesem Prinzip durchgeführt werden, je nachdem, wie gut Sie sich fühlen beziehungsweise wieviel Energie und Ehrgeiz Sie haben.

2. Trainingstag

Nach 2 Tagen Pause beginnen Sie den 2. Trainingstag. Im Trainingsablauf gleicht er ziemlich genau dem 1. Trainingstag. Die Trainingsgewichte können etwas höher sein, müssen es aber nicht. Um Ihnen einerseits den Zusammenhang zwischen reduzierten Wiederholungen bei steigender Satzanzahl und andererseits die neue Übungsmethodik (Gewichtserhöhung mit gleichzeitiger Tempoveränderung) anschaulicher zu verdeutlichen, betrachten Sie sich die beiden folgenden Abbildungen:

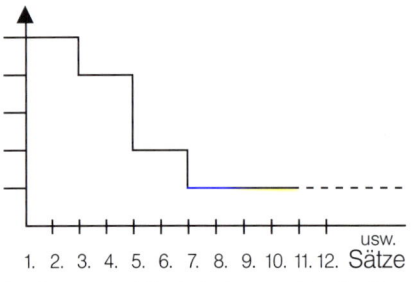

1. 2. 3. 4. 5. 6. 7. 8. 9. 10. 11. 12. Sätze usw.

Rückgang der Wiederholungszahlen in Abhängigkeit von der steigenden Satzanzahl

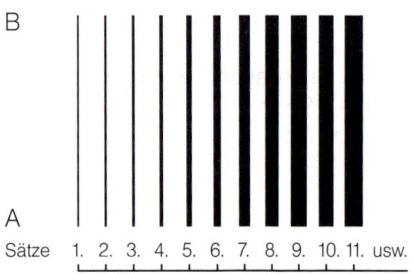

Übungsmethode im 3. Abschnitt
(Technik- und Wettkampftraining)
A = Anfang der Aufwärtsbewegung
    (Arme sind gebeugt)
B = Ende (Arme sind gestreckt)

3. Trainingstag

Am 3. Trainingstag halten Sie sich etwas zurück und führen nach den ersten drei Aufwärmesätzen (bei 6–8 Wiederholungen) in den nachfolgenden Sätzen bei steigendem Trainingsgewicht jeweils nur noch eine Wiederholung durch. Gehen Sie aber diesmal nicht bis zu Ihrem Grenzgewicht.

4. Trainingstag

Erst am 4. Trainingstag sollen Sie den Lohn Ihrer bisherigen konzentrierten Trainingsarbeit erhalten: heute sollten und können Sie Rekordversuche unternehmen, um festzustellen, wie stark Sie Ihre persönliche Bestleistung verbessert haben. Sie werden vom Ergebnis sehr überrascht sein.

Um auch in diesem Trainingsabschnitt Ihren Weg zum Ziel genau zu dokumentieren und bei einer späteren Wiederholung des Leistungsprogramms Bankdrücken die erkannten Schwachpunkte des Trainings verhindern zu können, raten wir Ihnen, auch hier wieder über Gewichte, Sätze und Wiederholungen Buch zu führen:

Trainings-tag	Sätze		
	1	2	3
1			
2			
3			
4			

Trainingstabelle für das Wettkampftraining

Und wenn Sie mit ihrer neuen Rekordleistung im Bankdrücken immer noch nicht zufrieden sind und Ihre persönliche Leistungsgrenze in dieser Übung noch weiter nach oben verschieben wollen, können Sie nach ein paar Tagen verdienter Ruhe natürlich mit dem Leistungsprogramm Bankdrücken wieder von vorne beginnen. Diesmal aber auf einem viel höheren Niveau als vorher ...

Oder Sie können zur Abwechslung eines der beiden folgenden Leistungsprogramme trainieren, zum Beispiel für die Verbesserung der Leistungsfähigkeit Ihrer Beine.

Wohlgeformte und leistungsfähige Beine

2. Leistungsprogramm:

Das 2. Leistungsprogramm, das wir Ihnen vorstellen, hat viele praktische Vorzüge. Es empfiehlt sich, wie Sie bald erkennen werden, nicht nur Leistungssportlern, sondern vor allen Dingen jenen Menschen, die ihren Alltag, ihren Beruf und ihren Urlaub gesund erleben und körperlich topfit genießen möchten. Das Knie ist eines unserer wichtigsten, wenn nicht gar unser wichtigstes Körpergelenk. Seine Bedeutung für den Menschen ist entwicklungsgeschichtlich auch daran zu erkennen, daß über dieses Gelenk die größten und mächtigsten Muskeln unseres Körpers ziehen. Einem stabilen Kniegelenk und funktionstüchtigen Muskeln, die eine gesunde Beuge- und Streckbewegung in diesem Gelenk erst ermöglichen, kommt somit im täglichen Leben wie auch im Sport eine sehr große Bedeutung zu.

So gibt es kaum eine Sportdisziplin, bei der nicht die Beine, und hier besonders das Kniegelenk, stark beansprucht wird. In manchen Sportdisziplinen hat das Kniegelenk auch einen unrühmlichen Bekanntheitsgrad erreicht, da hier die Sportverletzungen an erster Stelle stehen. Wer kennt nicht beispielsweise in Verbindung mit Skiunfällen, Fußball- und Tennisverletzungen. Begriffe wie angerissener Meniskus, verletzte Ge-

lenkkapsel oder gereizte Patellasehne? Auch im Freizeitsport hören wir oft von Menschen, die sich bei der Ausübung ihrer Lieblingssportart Zerrungen, Überdehnungen oder Verletzungen sonstiger Art am Knie zugezogen haben.

Es erheben sich deshalb die berechtigten Fragen: Wie kann man sich besser vor unliebsamen Überraschungen in dieser Körperregion schützen? Wie kann man das Verletzungsrisiko beim Skifahren, beim Geländelauf, beim Volleyballspiel, beim Joggen oder beim Tennisspielen senken?

Abgesehen von Möglichkeiten wie Spezialschuhen, Schienbeinschützern, wattierten und elastischen Knieschützern oder weichem Untergrund gibt es andere, natürliche Möglichkeiten:

Zum Beispiel ein vorbeugendes Training der gesamten Beinmuskulatur. Ein wirksames Training jener Muskelschlingen, die das Kniegelenk umgeben und bewegen. Eine rechtzeitige und vorbeugende Leistungsverbesserung dieser Muskeln könnte letztlich viel Gips, Salben, Spritzen, Bandagen und Krücken ersparen.

Wenn Sie also Interesse an einer gut durchtrainierten Oberschenkel- und Hüftmuskulatur haben, weil Sie unbeschwertes Treppensteigen dem Fahrstuhl vorziehen, endlich einmal fit Ihren Winterurlaub beginnen oder sich überhaupt im Alltag rundum wohl und leistungsfähig fühlen wollen, dann ist das folgende Programm gerade das Richtige für Sie!

Ganz nebenbei können Sie Ihre Leistungsfortschritte, die Sie bei diesem

Training machen, auch noch selbst objektiv testen. Wir stellen Ihnen hierfür mit den Übungen Kniebeugen, Standhochsprung und Standweitsprung drei interessante Leistungstests vor (siehe Seite 105–108). Die beiden letzteren sind auch Bestandteil des Übungskatalogs des »Deutschen Fitnessabzeichens Bio'ning«.

Ähnlich wie beim 1. Leistungsprogramm Bankdrücken wird auch das jetzige Programm zur Verbesserung der Leistungsfähigkeit der Beine in drei verschiedene Trainingsabschnitte eingeteilt:

Aufbautraining
Sie vergrößern hier die Energiespeicher der jeweiligen Einzelmuskeln.

Koordinationstraining
Sie verbessern hier das koordinative Zusammenspiel zwischen den einzelnen Muskeln, ihren Nervenbahnen und ihrer Schaltstelle – dem Gehirn.

Technik- bzw. Wettkampftraining
Sie überprüfen die gestiegene Leistungsfähigkeit Ihrer Beinmuskeln mit Hilfe zweier Testübungen.

Die meisten methodischen Hinweise, die wir im Zusammenhang mit dem spezifischen Charakter dieser drei Trainingsabschnitte bereits im 1. Leistungsprogramm gegeben haben, werden wir deshalb in der Folge dieses Programms nicht mehr wiederholen. Wir bitten Sie, diese wichtigen Hinweise an der jeweiligen Stelle des Leistungsprogramms »Bankdrücken« nachzulesen.

Vor den Übungen und dem Trainingsprogramm wollen wir Sie in einer »Kleinen Anatomie-Kunde« zuerst wieder mit den wichtigsten Muskeln, die bei Beuge- und Streckbewegung der Beine von Bedeutung sind, bekannt machen.

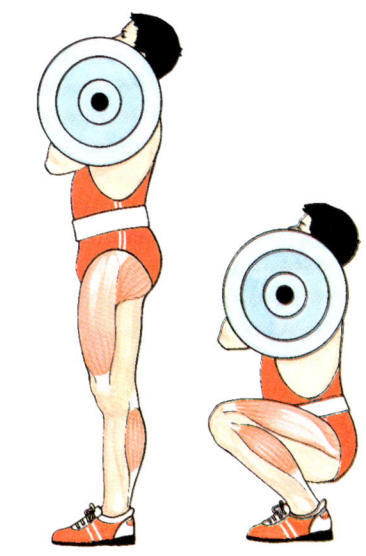

Darstellung einer Kniebeuge: hauptsächlich beanspruchte Muskeln

Ausgangsposition   Hockeposition

Aufbautraining

Ziel des Aufbautrainings ist eine Vergrößerung der Energiespeicher.

Geräte

Als Zusatzbelastung für den 1. Trainings-
abschnitt stellen wir Ihnen alternativ drei
Möglichkeiten vor:
Herkömmliche Trainingsgeräte
Zwei Faust- oder auch Kurzhanteln, eine
Langhantel mit entsprechenden Ge-
wichtsscheiben, ein Lederriemen oder
Gürtel sowie eine Trainingsbank.
Wenn Sie diese Kraftsportgeräte viel-
leicht selbst Ihr eigen nennen, können
Sie das 2. Leistungsprogramm sogar zu
Hause, in Ihren eigenen vier Wänden,
trainieren (Abb. unten).
Moderne Trainingsmaschinen
Ein Beinstrecker, -beuger; eine Hüfttrai-
ningsmaschine, eine Wadentrainings-
maschine im Sitzen.

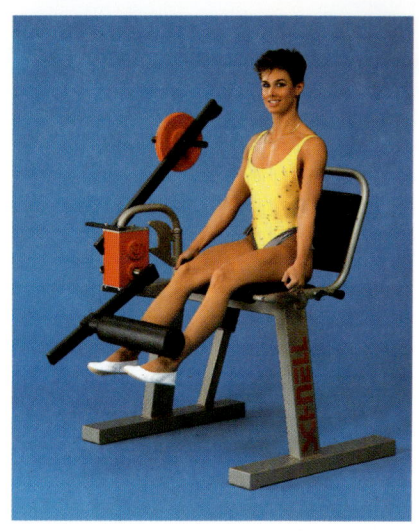

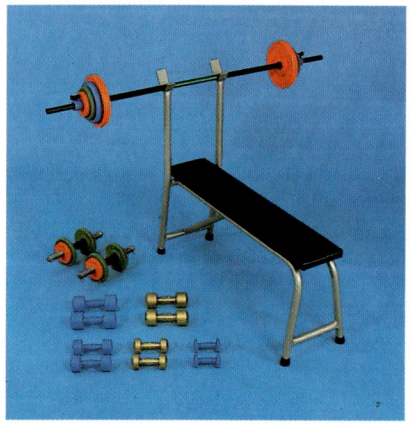

Wenn sich in Ihrer Nähe ein Kraftsport-
verein oder ein Fitness-Studio befindet,
schauen Sie doch einmal vorbei (Abb.
oben).
Kombinierte Multi-Trainingsgeräte
Ein Mini-Center »M 3«. Dies hat den Vorteil, daß Sie in diesem variablen und
kompakten Trainingsgerät nicht nur eingelenkige Übungen für das Fuß-, Knie-
und Hüftgelenk trainieren können, sondern auch Übungen für den Rücken und
Bauch, für Schultern, Brust und Arme
(wie in unserem 1. Leistungsprogramm
»Bankdrücken« vorgesehen). Somit
können Sie alle wichtigen Körpermuskeln gezielt trainieren.
Wenn Sie in Ihrer Nähe keinen Kraft-
sportverein oder Fitness-Studio finden,
wo Sie ein Mini-Fitness-Center »M 3«
benutzen können, dann können Sie sich
dieses auch selbst für zu Hause zulegen:
Es benötigt wenig Platz (ca. 2 m²),

ist einfach zu bedienen, besitzt eine große Stabilität und dadurch lange Lebensdauer, ist wartungsfrei – und zu einem erschwinglichen Preis zu erstehen (Abb. unten).

Je nachdem, für welche Geräte Sie sich entscheiden beziehungsweise welche Sie zur Verfügung haben, finden Sie für den 1. Trainingsabschnitt alternativ eine entsprechende Übungsübersicht.

Bei allen drei Übungsvarianten werden in den vergleichbaren Übungen dieselben Muskeln beziehungsweise Hilfsmuskeln angesprochen.

Doch bevor Sie nun ernsthaft mit dem 2. Leistungsprogramm für gesunde und leistungsfähige Beine beginnen, wäre es für Sie interessant zu wissen, auf welchem Leistungsniveau Sie augenblicklich, also vor dem Beginn des Trainings, stehen.

In einem solchen Falle empfehlen wir Ihnen, einen einfachen Überprüfungstest in den drei Übungen Kniebeugen (mit Hantel im Nacken), Standhochsprung und Standweitsprung zu machen! Am besten, Sie notieren sich gleich Ihre Lei-

stungen der »Stunde Null«, damit Sie nach Abschluß des Leistungsprogramms nicht nur in Ihren Beinen den Trainingserfolg fühlen, sondern auch genau wissen, wie groß die Fortschritte sind, die Sie gemacht haben.

Die Beschreibung der einzelnen Übungen beziehungsweise die wichtigen technischen Hinweise zur Ausführung können Sie auf den Seiten 105 und 107 nachschlagen.

Programmablauf

Haben Sie sich für die herkömmlichen Kleingeräte entschieden, entspricht der Trainingsablauf dem 1. Trainingsabschnitt unseres Leistungsprogramms »Bankdrücken« (siehe Seite 68–70).

Auch die Anzahl der Sätze und Wiederholungen, das Übungstempo, die Trainingsbelastung (Übungsgewicht) sowie die Programmdauer sind gleich und können dort von Ihnen bedenkenlos übernommen werden, da sie auch genauso zu diesem 2. Leistungsprogramm passen.

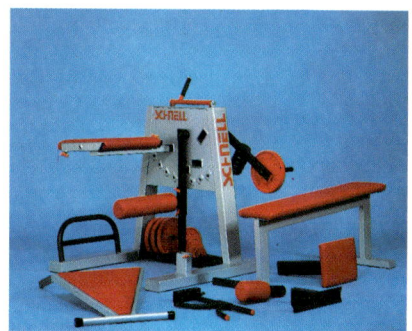

89

So wird's gemacht!

Zusätzliche Gewichtsbelastung für Beinübungen.
Sie benötigen nur einen Gürtel oder Lederriemen (mit Schlaufe) sowie eine Faust- oder Kurzhantel.
Die folgenden Abbildungen zeigen Ihnen anschaulich, wie Sie die zusätzliche Belastung ohne Mühe am Fußgelenk befestigen können.

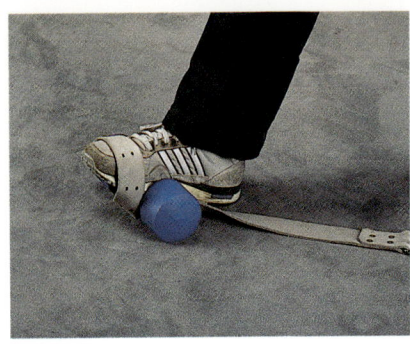

3. Schritt

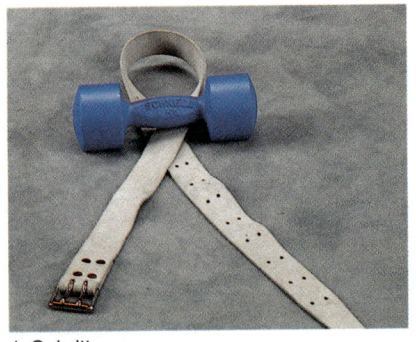

1. Schritt

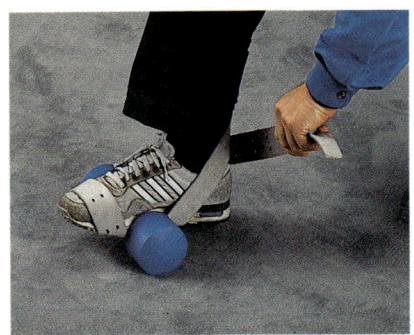

4. Schritt

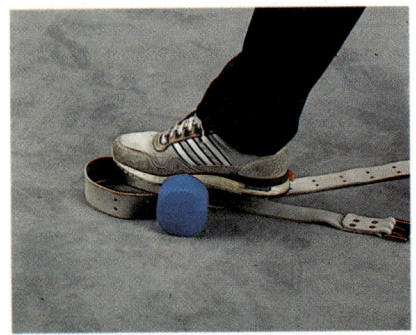

2. Schritt

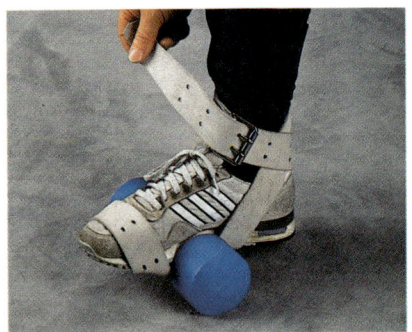

5. Schritt

Übungen des Aufbautrainings

Bei den Übungen des Aufbautrainings werden, je nachdem, welche Trainingsgeräte eingesetzt werden, unterschiedliche Übungen vorgestellt.

Herkömmliche Trainingsgeräte

Übung 1
Strecken des Unterschenkels im Kniegelenk
An einem Fußgelenk wird mit einem Lederriemen oder Gürtel eine Faust- oder Kurzhantel befestigt (siehe S. 90).
Aus sitzender Position wird der Unterschenkel bis zur Waagrechten gestreckt und dann wieder langsam nach unten geführt; danach anderes Bein.
Hauptwirkung: vierköpfiger Beinstrekker (Quadrizeps), Schenkelbindenspanner

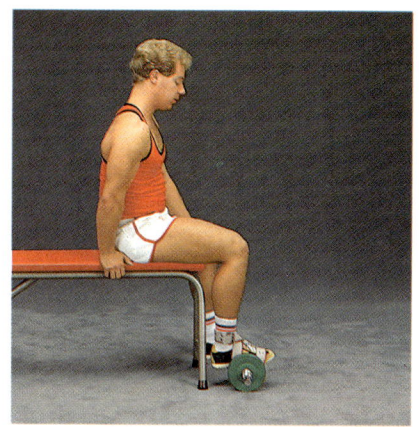

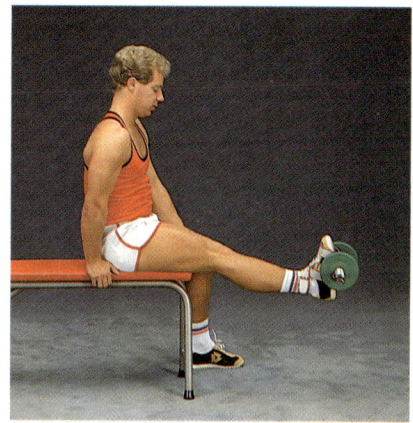

Übung 2
Beugen des Unterschenkels im Kniegelenk.
Bauchlage auf einer Bank, so daß die Unterschenkel noch über das Bankende hinausragen. Am Fuß wird eine Faust- oder Kurzhantel befestigt. Beugen des rechten Unterschenkels von der waagrechten Streckposition in Richtung Gesäß; danach folgt linkes Bein.
Übung kann auch im Stand ausgeführt werden.
Hauptwirkung: zweiköpfiger Schenkelmuskel (Beinbizeps), Halbsehnenmuskel, Plattsehnenmuskel. Hilfsmuskeln: Zwillingswadenmuskel, Schneidermuskel, schlanker Muskel und Kniekehlenmuskel

Übung 3
Hochheben des gebeugten Oberschenkels im Hüftgelenk
Standbein steht auf einer erhöhten Unterlage. Am Fußgelenk des Trainingsbeines wird eine Faust- oder Kurzhantel befestigt. Oberkörper steht senkrecht, Hände stützen sich an einer Stuhllehne oder Trainingsbank ab. Hochheben des Knies bis über die Waagrechte und wieder zurück. Danach Beinwechsel.
Übung kann auch mit gestrecktem Bein ausgeführt werden.
Hauptwirkung: Beugemuskeln (Gerader Schenkelmuskel, Lendendarmbeinmuskel, langer Schenkelanzieher) und weitere Hilfsmuskeln

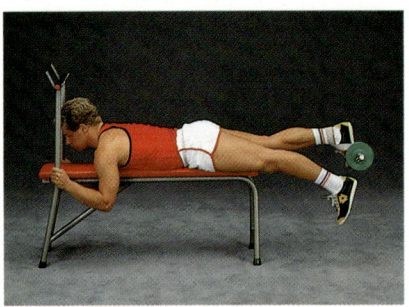

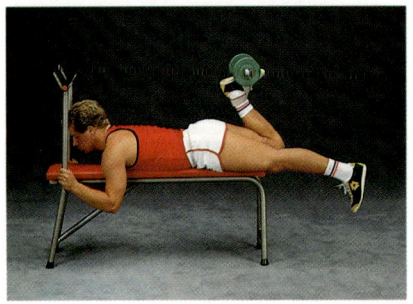

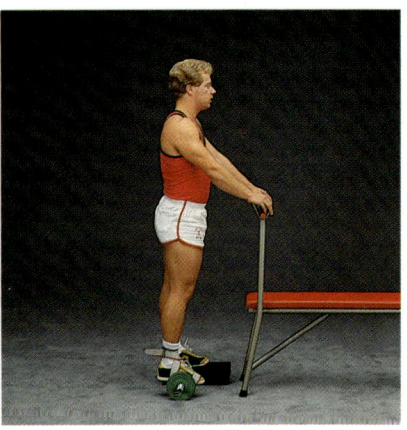

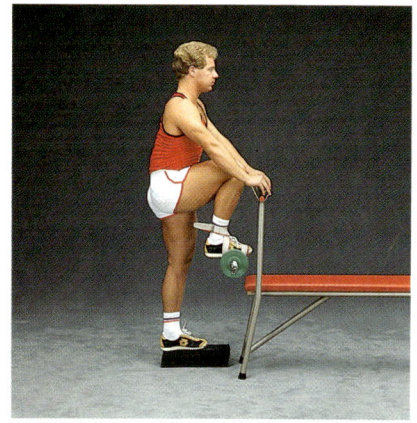

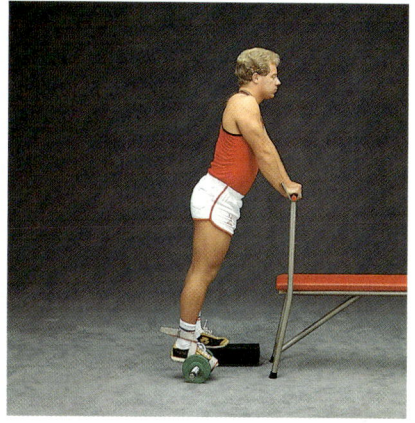

Übung 4

Rückführen des gestreckten Beines im Hüftgelenk.

Standbein steht auf einer erhöhten Unterlage. Am Fußgelenk des Trainingsbeines wird eine Faust- oder Kurzhantel befestigt. Oberkörper wird leicht nach vorn abgebeugt und die Hände werden auf einer Bank oder einem Stuhl abgestützt. Rückführen des gestreckten Beines von der senkrechten in die waagrechte Position. Danach Beinwechsel.
Hauptwirkung: Streckmuskeln (großer, mittlerer und kleiner Gesäßmuskel). Hilfsmuskeln: langer Kopf des zweiköpfigen Schenkelmuskels, Halbsehnenmuskel, großer Schenkelanzieher, vierseitiger Schenkelmuskel, Plattsehnenmuskel, Halbsehnenmuskel, birnenförmiger Muskel

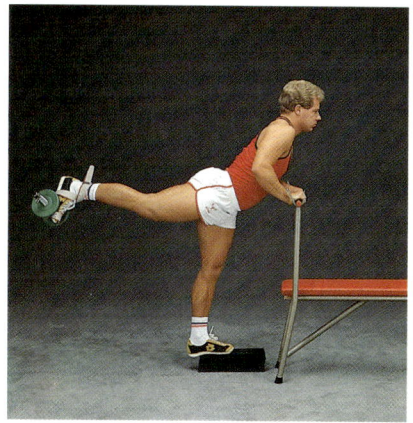

Übung 5

Anziehen des gestreckten Beines nach innen im Hüftgelenk

Standbein steht auf einer erhöhten Unterlage. Am Fußgelenk des Trainingsbeines wird eine Faust- oder Kurzhantel befestigt. Oberkörper steht senkrecht, Hände stützen sich an einer Stuhllehne oder Trainingsbank ab. Zuerst gestrecktes Trainingsbein schräg nach außen abspreizen (Ausgangsposition); dann aktives Heranziehen des Beines, am Standbein vorbei nach schräg-oben heben und wieder in die Ausgangsposition zurückführen. Danach Wechsel zum anderen Bein.

Hauptwirkung: Adduktoren (Schenkelanzieher, schlanker Muskel, Kammuskel, großer Gesäßmuskel, vierseitiger Schenkelmuskel, großer Lendenmuskel, Halbsehnenmuskel, äußerer Hüftlochmuskel)

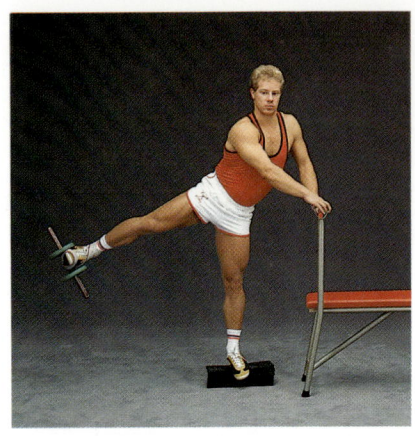

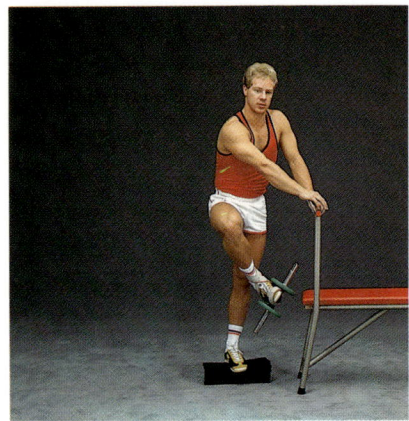

Übung 6

Seitliches Abheben des gestreckten Beines im Hüftgelenk

Standbein steht auf einer erhöhten Unterlage. Am Fußgelenk des Trainingsbeines wird eine Faust- oder Kurzhantel befestigt. Oberkörper steht seitlich leicht abgebeugt, Hände stützen sich auf einer Trainingsbank oder Stuhllehne ab. Gestrecktes Bein seitwärts bis zur Waagrechten nach außen heben und wieder in die Ausgangsposition zurückführen. Danach anderes Bein.

Hauptwirkung: Abduktoren (großer, mittlerer und kleiner Gesäßmuskel). Hilfsmuskeln: Schenkelbindenspanner, Schneidermuskel, innerer Hüftlochmuskel, birnenförmiger Muskel

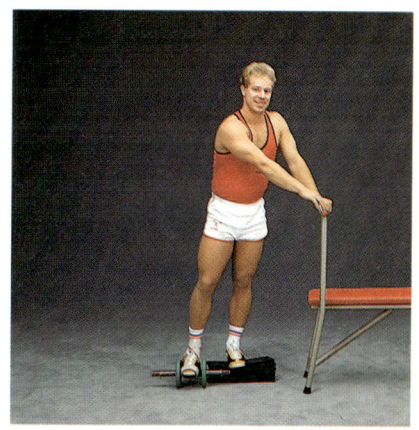

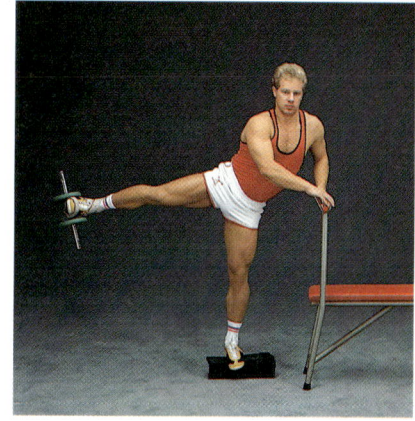

Übung 7

Strecken des Fußes im Fußgelenk

Streck- und Dehnbewegungen eines Fußes. Vorderer Teil des Trainingsfußes steht auf einer erhöhten Unterlage. Eigenes Körpergewicht dient als Trainingsbelastung. Danach Fußwechsel. Übung kann auch beidbeinig im Sitzen durchgeführt werden; als Belastung dient dann eine Übungshantel, die auf den Knien abgelegt wird.

Hauptwirkung: Schollenmuskel, Zwillingswadenmuskel, Wadenbeinmuskel, Großzehenbeuger, Sohlenspanner, Zehenbeuger, hinterer Schienbeinmuskel

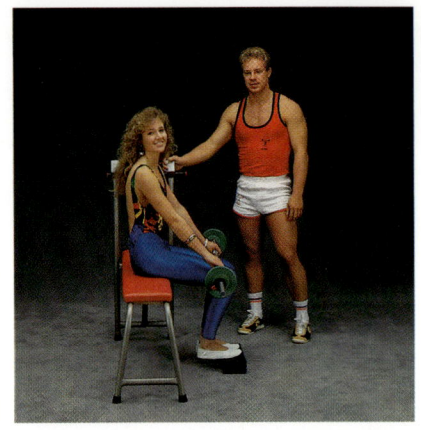

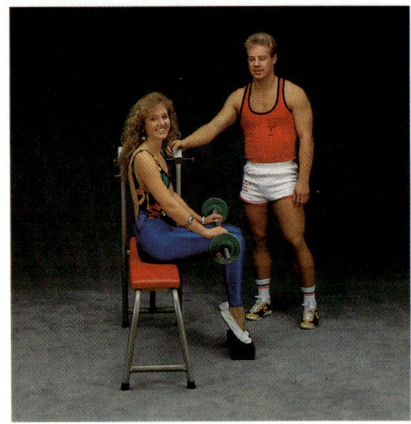

Übung 8

Beugen des Fußes im Fußgelenk

Beuge- und Dehnbewegungen beider Füße in den Fersenstand. Körper sitzt auf einem Stuhl oder einer Bank; beide Füße befinden sich mit der Ferse auf einer erhöhten Unterlage. Übungshantel auf den Knien dient als Gewichtsbelastung.

Hauptwirkung: vorderer Schienbeinmuskel, Großzehenstrecker, Zehenstrecker

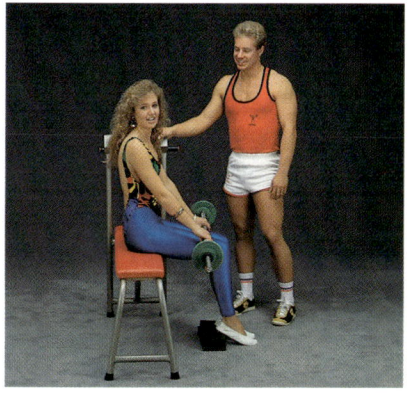

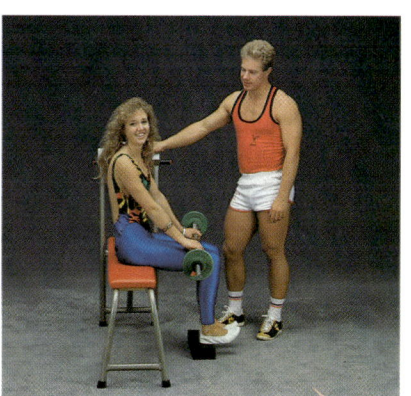

Moderne Trainingsmaschinen

Die technische Entwicklung hat auch vor dem Sport nicht haltgemacht. Vielerorts stehen eine Reihe modernster Trainingsmaschinen zur Verfügung, die ein gezieltes Einwirken auf speziell gewünschte Muskeln beziehungsweise Muskelgruppen ermöglichen. Ihre Konstruktion ist unterschiedlich und beruht meistens auf dem Prinzip von Exzentern, Rollen mit Seilzug, Hydraulik, Getriebe usw.

Am Beispiel des Getriebeprinzips – an sogenannten SYNCHRON-Trainingsmaschinen, wo sich die Gewichtsbelastung während des Übens automatisch der Kraftkurve des Muskels anpaßt, stellen wir Ihnen einen Übungsplan für den 1. Trainingsabschnitt vor, der vom Aufbau her gesehen mit den vorherigen acht Übungen nahezu identisch ist. Natürlich ist die Trainingswirkung auf die einzelnen Muskeln bei modernen Trainingsmaschinen noch höher als bei herkömmlichen Kraftgeräten.

Hierbei sind nachfolgende Übungshinweise für das Training an diesen SYNCHRON-Geräten zu beachten:

Übungstempo

Alle Übungen sind langsam und gleichmäßig und ohne Pausen am Anfang
oder Ende des Bewegungsablaufes
durchzuführen. Die Bewegungsgeschwindigkeit ist richtig, wenn 15–25
Wiederholungen pro Minute erreicht
werden.

Sätze und Wiederholungen

Die Übungen werden in Sätzen trainiert.
Ein Satz ist eine Anzahl von Wiederholungen ohne Unterbrechung.
Anfänger sollten 2–3 Sätze pro Übung
ausführen. Später kann auf 4–8 Sätze
gesteigert werden.

Belastung

Der 1. Satz pro Übung ist immer mit ge-
ringer Belastung auszuführen (Aufwärmen des Muskel- und Gelenkapparats).
Die Belastung bei weiteren Sätzen ist
richtig, wenn die betreffenden Muskeln
gegen Ende der gewählten Wiederholungszahl ermüden.
Die Steigerung der Belastung ist nicht so
wichtig wie die Erhöhung der Satzzahl.
Alle Übungshinweise sowie empfohlenen Wiederholungszahlen pro Satz gelten auch für die 3. Möglichkeit – die
Übungen am kombinierten Multi-Trai-
ningsgerät.

Übung 1

Beinstrecken im Sitzen
Drehpunkt: Kniegelenk
Empfohlene Wiederholungszahl pro
Satz: 15–30

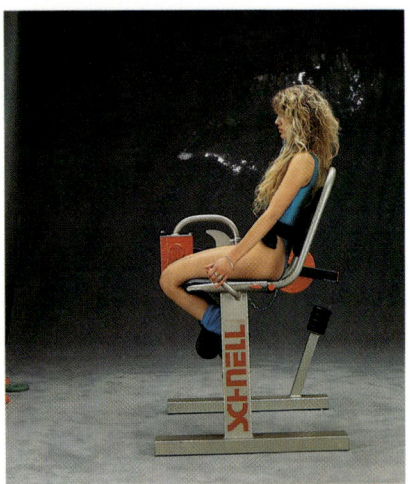

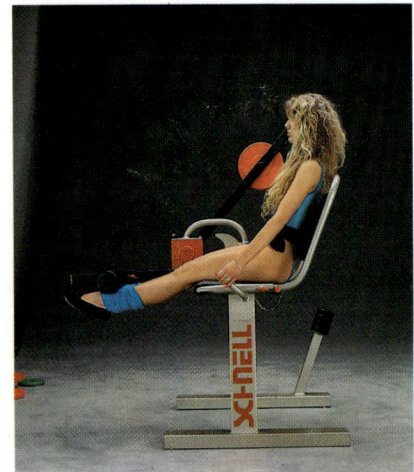

98

Übung 2
Beinbeugen im Liegen
Drehpunkt: Kniegelenk
Empfohlene Wiederholungszahl pro Satz: 15–30

Übung 3
Beinheben im Stand
Drehpunkt: Hüftgelenk
Empfohlene Wiederholungszahl pro Satz: 8–15

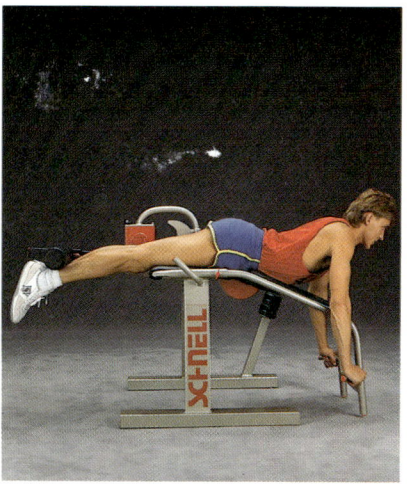

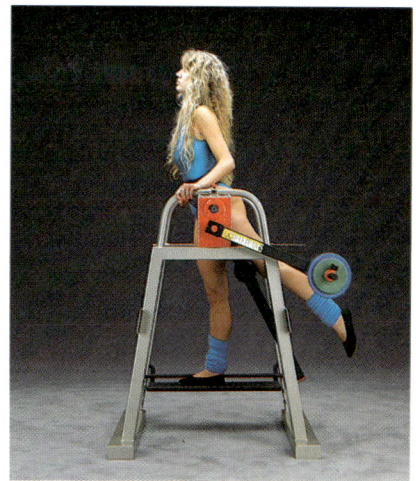

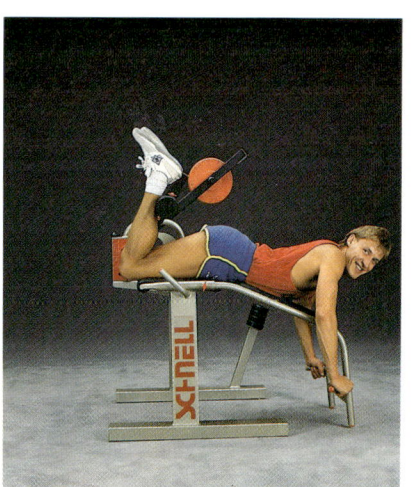

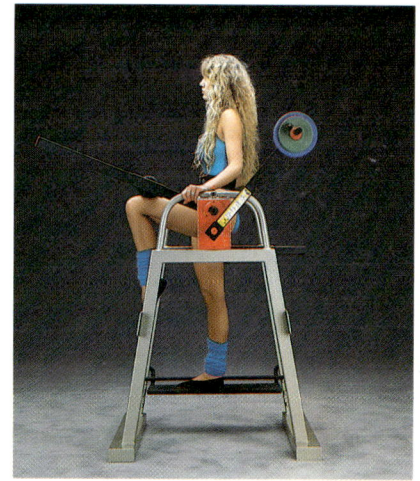

Übung 4

Beinsenken im Liegen (oder im Stand)
Drehpunkt: Hüftgelenk
Empfohlene Wiederholungszahl pro Satz: 10–50

Übung 5

Beinanziehen im Stand
Drehpunkt: Hüftgelenk
Empfohlene Wiederholungszahl pro Satz: 15–30

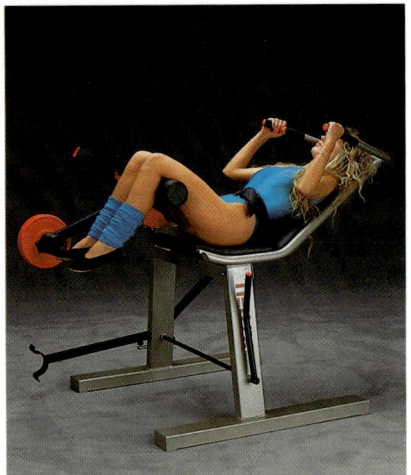

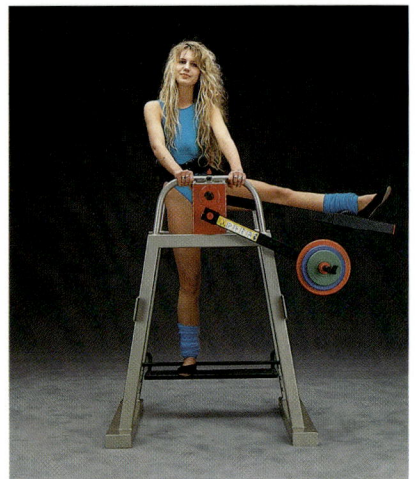

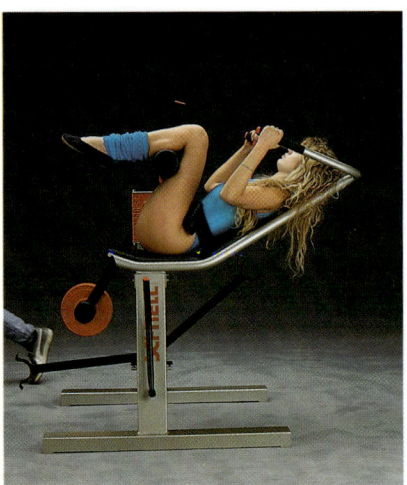

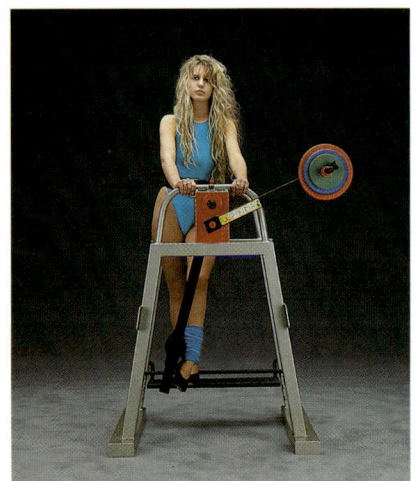

Übung 6
Beinabheben im Stand
Drehpunkt: Hüftgelenk
Empfohlene Wiederholungszahl pro Satz: 15–30

Übung 7
Fußstrecken im Sitzen (Wadenmaschine) oder im Stehen (kombinierte Wadentrainings- und Drückmaschine)
Drehpunkt: Fußgelenk. Empfohlene Wiederholungszahl pro Satz: 10–30

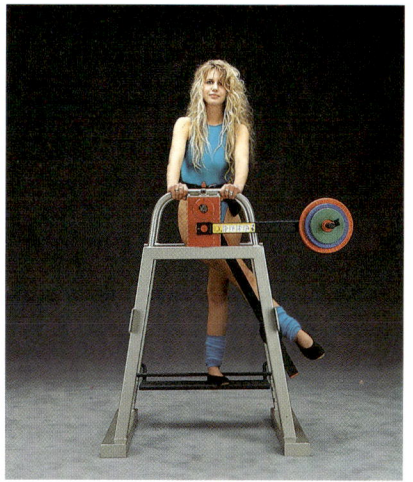

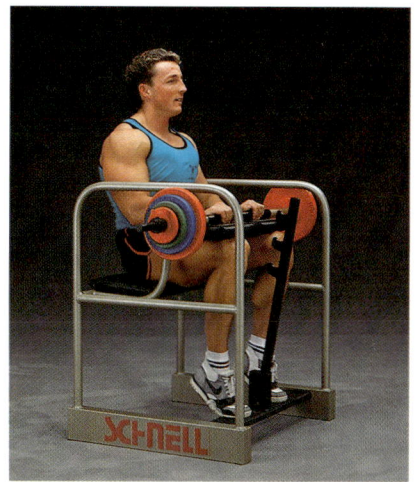

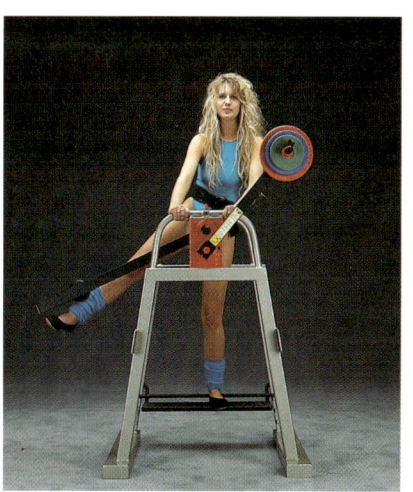

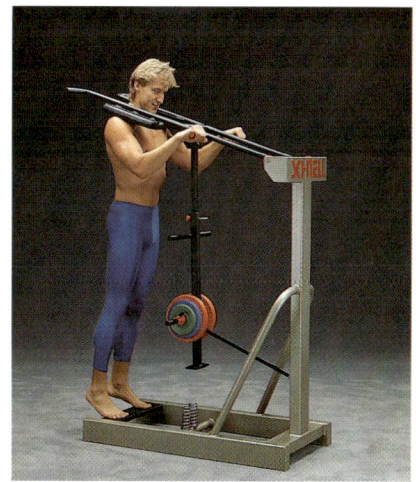

Übung 8
Fußbeugen im Sitzen (Wadenmaschine); anstatt der Fußballen müssen die Fersen aufgestellt werden
Drehpunkt: Fußgelenk
Empfohlene Wiederholungszahl pro Satz: 8–20

Koordinationstraining

Ziel des Koordinationstrainings ist eine Verbesserung des koordinativen Zusammenspiels zwischen Muskeln (Motor), Nervenzelle (Schaltstation) und Gehirn (Befehlszentrale).

Nach 24 Trainingstagen mit eingelenkigen Basisübungen haben Sie die Grundlage geschaffen, daß die entsprechenden Muskeln einen größeren Energiespeicher angelegt haben.

Nun können Sie im 2. Trainingsabschnitt darangehen, die zuvor einzeln trainierten Muskeln mit komplexen (zusammengesetzten) Übungen auf die im 3. Trainingsabschnitt folgenden Leistungstests vorzubereiten.

Im übrigen können Sie sich auch jetzt genau an unsere Empfehlungen halten, die wir bereits im Leistungsprogramm Bankdrücken (Seite 75–79) gegeben haben; dies betrifft gleichermaßen die Abschnitte Programmablauf, Programmdauer sowie Trainingsplan und Trainingstabelle.

Übungen des Koordinationstrainings

Übung 1
Kniebeugen (mit Hantel im Nacken)
Langhantel liegt im Nacken. Körper ist aufrecht. Seitgrätschstellung: das heißt, die Füße werden in parallelem Stand so plaziert, daß sie 50–60 cm auseinander stehen; die Zehen sind dabei leicht nach außen gedreht.

Sie können die Hantel direkt aus zwei schulterhoch eingestellten Kniebeugenständern nehmen und dann 1–2 Schritte nach vorn treten oder sich das Gewicht von zwei Partnern hochgeben lassen. Griffassung der Hände sollte etwa schulterbreit sein.

Haben Sie den richtigen Stand gefunden, beginnen Sie mit dem Hockbeugen und Strecken der Beine, wobei strikt darauf geachtet werden muß (siehe Fotos), daß während der gesamten Kniebeugebewegung – also abwärts und aufwärts –

– der Oberkörper relativ senkrecht gehalten wird,
– die Wirbelsäule im Lendenbereich eingewölbt (lordosiert) bleibt (also keinen Rundrücken machen!) und
– beide Knie nach außen zeigen!

Werden diese technischen Regeln beachtet, werden Sie eine der wirksamsten mehrgelenkigen Übungen problemlos ausführen können.

Alle drei Regeln setzen jedoch voraus, daß man
– den Blick gerade nach vorn richtet (Kopf nicht abbeugen),

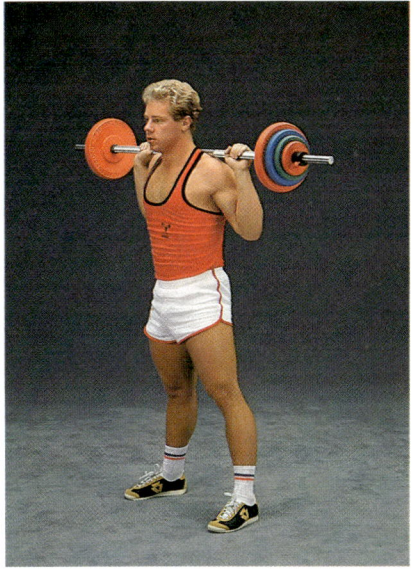

– die Brust herauswölbt sowie Rücken beziehungsweise Wirbelsäule fest fixiert und
– in den Fußgelenken eine gewisse Beweglichkeit aufweist.

Haben Sie im letzten Bereich Schwierigkeiten, können Sie Abhilfe schaffen, indem Sie Ihre Fersen auf eine kleine Unterlage (Gewichtsscheibe, Brett, Hartgummimatte) stellen.

Wenn Sie während des Übens ca. 10 cm vor dem tiefst möglichen Hockepunkt umkehren und die Knie beim Hochkommen auch nicht voll durchstrecken – dann ist natürlich die Trainingswirkung auf die entsprechenden Streck- und Beugemuskeln der Beine noch weitaus intensiver!

Empfehlung: 6–15 Sätze

Die methodischen Hinweise entsprechen dem Leistungsprogramm Bankdrücken.

Wirkung: Streck- und Beugemuskeln der Fuß-, Knie- und Hüftgelenke

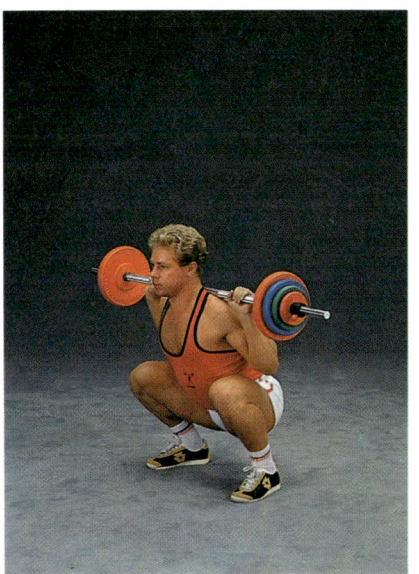

Richtige Technik beim Kniebeugetraining

Übung 2

Dehnkniebeugen

Stellen Sie sich frontal zu einer Wand
oder vor einen sonstigen höheren Ge-
genstand (Türfassung, Zugapparat,
Stuhl), an dem Sie die Hände etwa in
Hüfthöhe abstützen können. Abstand
der Füße zur Wand beträgt ungefähr
40–50 cm. Beugen Sie nun Ihre Knie
weit nach unten, wobei Sie gleichzeitig
die Arme strecken und Ihren Oberkörper
nach hinten zurücklehnen.
Empfehlung: 2–4 Sätze
Wirkung: intensiver für den vierköpfigen
Schenkelstrecker (Quadrizeps)

Übung 3

Beindrücken

Sollten Sie an einer Beinpreßmaschine
(im Sitz) oder einem Beinpreßapparat (in
Rückenlage) trainieren können, führen
Sie diese Übung aus.
Empfehlung: 2–4 Sätze
Wirkung: intensiver für die Hüftmuskeln
(insbesondere Gesäßmuskel)

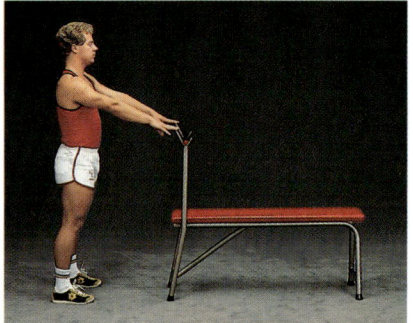

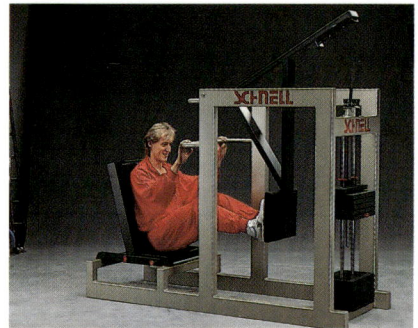

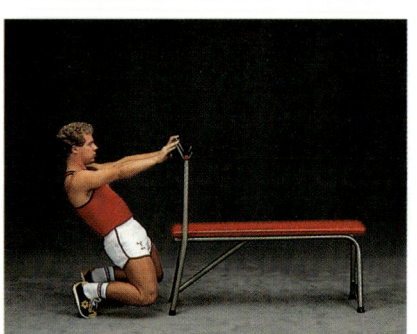

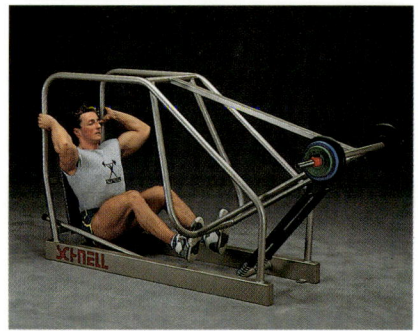

104

Übung 4

Kniebeugen (mit Hantel auf der Brust)
Bei dieser Übungsvariante gilt das gleiche wie bei Übung 1. Einziger Unterschied ist, daß die Hantel vorn auf der Brust, besser gesagt auf dem Schlüsselbein, sowie den beiden Deltamuskeln abgelegt wird. Haben Sie Schwierigkeit mit den Handgelenken, strecken Sie einfach die Oberarme waagrecht aus und lösen die Hände von der Hantelstange.
Empfehlung: 2–4 Sätze
Wirkung: Streck- und Beugemuskeln der Fuß-, Knie- und Hüftgelenke

Übung 5

Einbeinige Ausfallkniebeugen
Wie bei Übung 4 legen Sie die Hantel vorn auf der Brust ab. Machen Sie nun einen Schritt nach vorn (ca. 1 m) und lassen sich, ohne die Fußstellung zu verändern, mit aufrechtem Oberkörper in den tiefen Ausfall sinken. In dieser tiefen Ausfallstellung strecken und beugen Sie bei aufrechtem Oberkörper das vordere Bein. Das hintere Bein sollte möglichst gerade bleiben. Danach führen Sie die Übung mit dem anderen Bein aus.
Empfehlung: 2–4 Sätze pro Bein

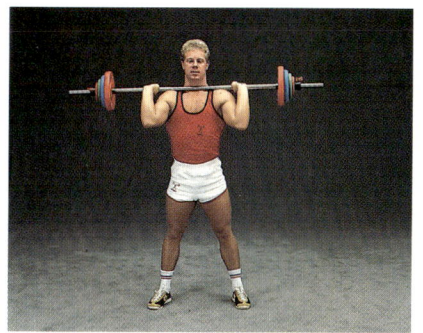

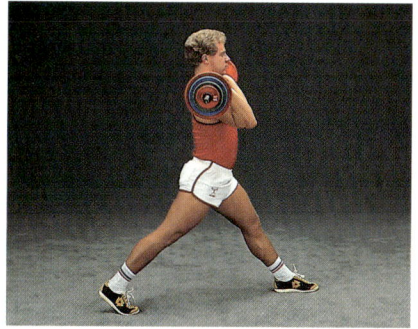

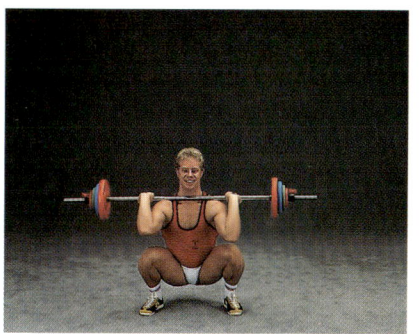

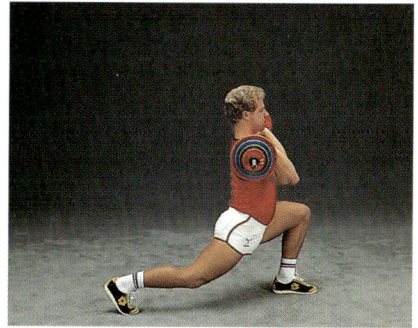

Leistungstest

Ziel dieses Trainingsabschnitts sind ein Leistungstest und außerdem das Aufstellen neuer persönlicher Bestleistungen im Standhochsprung und Standweitsprung.

Sie haben nun Ihre gesamten Bein- und Hüftmuskeln einem intensiven und, wie Sie sicherlich am eigenen Leibe bemerkt haben, sehr wirkungsvollen Training unterzogen. In der 1. Phase haben Sie die Energiespeicher der einzelnen Muskeln vergrößert, in der 2. Phase haben Sie versucht, das koordinative Zusammenspiel der Muskeln untereinander zu verbessern und die Verbindung zum Gehirn durch Variationen bei der nervalen Impulsgebung zu optimieren. All dies konnte durch die Auswahl selektiver Spezialübungen und die Anwendung unterschiedlicher und abwechslungsreicher Übungsmethoden erreicht werden.

Funktion und Leistungsfähigkeit Ihrer Beine sollten nun um ein Vielfaches verbessert beziehungsweise gestiegen sein.

Zu Recht wollen Sie diesen Fortschritt nun sehen und genau wissen, wie groß dieser Leistungszuwachs ist. Am liebsten natürlich in Kilogramm oder in Zentimetern.

Um den verbesserten Trainingszustand Ihrer Bein- und Hüftmuskeln zu überprüfen, sollten Sie verschiedene Testübungen durchführen, die Ihnen eine objektive Antwort auf die Höhe Ihrer gestiegenen Leistungsfähigkeit geben werden.

Diese höhere Leistungsfähigkeit, im Vergleich zur Situation Ihrer Beine vor Beginn Ihres Trainings, können Sie dabei in zweierlei Richtung testen, denn:
– Sie bezwingen ein schwereres Maximalgewicht als früher und
– Sie können weiter und höher springen als bisher.

Die erste Behauptung überprüfen Sie mit dem Kniebeugetest, die zweite Aussage lassen Sie sich durch den Standhochsprung- sowie Standweitsprungtest bestätigen.

Sie sollten Ihren Körper vor Beginn Ihres Test-Wettkampfes unbedingt ausreichend aufwärmen. Dabei sollten Sie natürlich besondere Aufmerksamkeit auf die Beuge- und Streckmuskeln der Beine legen. Außerdem ist es ratsam, zur koordinativen Anpassung an die Sprungbewegung vor dem 1. richtigen Sprung einige Vorversuche mit 50–75% Ihrer maximalen Kraftanstrengung zu machen.

Kniebeugen

Mit dieser Übung haben Sie im Verlaufe des 2. Trainingsabschnittes schon Bekanntschaft gemacht, so daß wir an dieser Stelle auf technische Erläuterungen nicht näher einzugehen brauchen.

Programmdauer, Plan des Wettkampftrainings, Programmablauf, Sätze, Wiederholungen, Gewichtsbelastung und die Übungsmethodik können Sie exakt dem 3. Trainingsabschnitt des Leistungsprogrammes Bankdrücken (siehe Seite 82–85) entnehmen. Der einzige Unterschied ist, daß Sie eine andere Übung, nämlich Kniebeugen, trainieren.

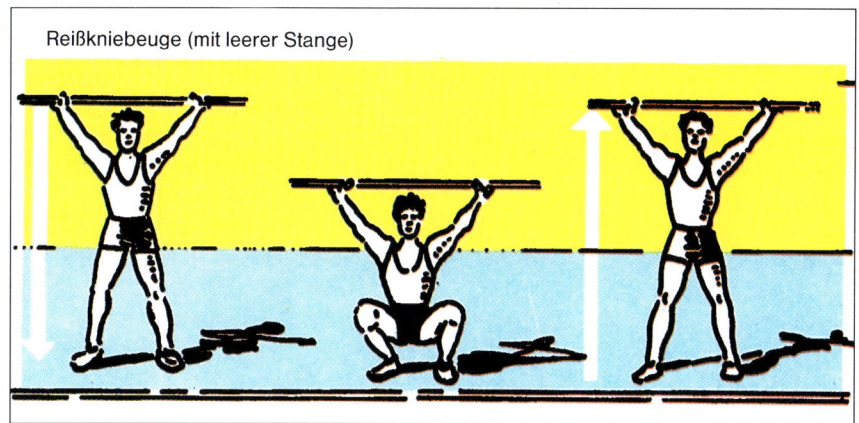

Reißkniebeuge (mit leerer Stange)

Am 4. Trainingstag sind Sie am Ziel angelangt: Sie können versuchen, eine neue persönliche Bestleistung aufzustellen.

Wir wünschen Ihnen hierzu viel Erfolg! Nachdem Sie sich von den Anstrengungen des Wettkampftages in der Übung Kniebeugen ein bis zwei Tage ausgeruht haben, können Sie ohne große weitere Vorbereitung die beiden nächsten Tests zur Überprüfung der Leistungsfähigkeit Ihrer Beine ausführen.

Standhochsprung (Differenzsprung)

Vor Beginn der Übung treten Sie zunächst an eine Wand und strecken den bevorzugten Arm (das heißt, wenn Sie beispielsweise Rechtshänder sind, den rechten Arm) so hoch Sie können. Wichtig ist dabei jedoch, daß Ihre Fersen in diesem Moment voll auf dem Boden bleiben. Markieren Sie nun die Stelle, wo Sie mit der Spitze Ihres Mittelfingers die Wand berühren.

Treten Sie nun wieder etwas von der Wand zurück, je nach Gefühl 20–40 cm, und springen Sie dann nach einer Ausholbewegung mit beiden Armen aus halber Hocke beidbeinig vom Boden ab und versuchen Sie, mit möglichst der gleichen Hand mit den Fingerspitzen die Wand so hoch wie möglich zu berühren (siehe Abb. rechts).

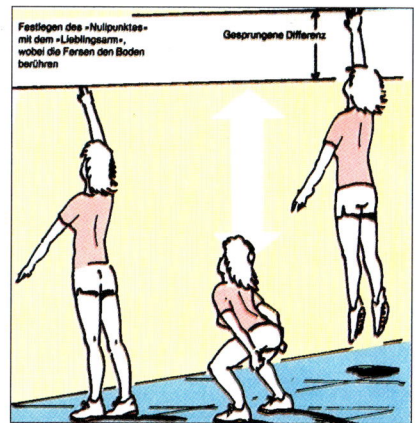

107

Sie können so viele Sprünge ausführen wie Sie wollen. Natürlich können Sie sich zwischen den Versuchen etwas ausruhen und erholen. Erfahrungsgemäß kann man seine Sprungleistung jedoch nach ca. 5–8 Sprüngen nicht mehr steigern. Außerdem müssen Sie ja noch an den 2. Test denken…

Messen Sie nun den Abstand in Zentimetern (cm) zwischen der Standmarkierung (Ausgangsmaß) und der Sprungmarkierung (Endmaß). Dieser Wert entspricht nun exakt Ihrer Sprungkraft.

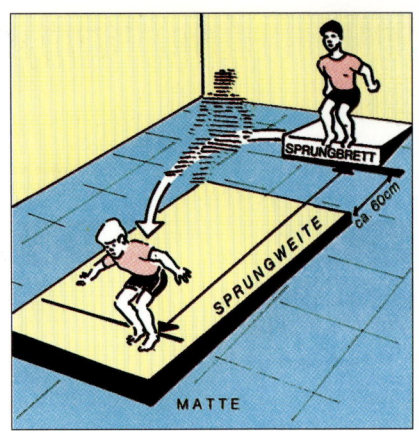

Standweitsprung

Für diesen Test benutzen Sie am besten ein nicht federndes Holzsprungbrett, das abrutschsicher vor einer Wand liegt, einen Balken oder eine sonstige feste Absprungkante. Vor der Absprungkante sollte sich im Abstand von ca. 60 cm eine weiche Unterlage befinden (Turn- oder Gymnastikmatte, Sandgrube). Stellen Sie sich mit fast geschlossenen Füßen auf die Absprungkante und springen Sie mit beiden Beinen gleichzeitig aus der halbtiefen Hockestellung auf die weiche Unterlage. Die Fußballen (vorderer Teil des Fußes) dürfen über die Absprungkante etwas hinausragen.

Zum Auftakt der Sprungbewegung dürfen Sie mit den Armen Schwung holen und dabei die Knie beugen (siehe Abb. oben).

Gemessen wird mit einem Zentimeter- oder Maßband von der Absprungkante bis zum hintersten Fersenabdruck. Fällt der Körper bei der Landung zurück oder müssen Sie nach hinten greifen, ist der Sprung ungültig. Beliebig viele Sprünge sind erlaubt. Gönnen Sie sich dazwischen auch hier wieder entsprechende Erholungspausen, damit Sie Ihre persönliche Bestleistung möglichst hochschrauben können.

Anschriftenverzeichnis

Bundesverband Deutscher Gewicht
heber BVDG
Geschäftsstelle
Badener Platz
6906 Leimen
Tel.: 0 62 24/70 45 31

Geschäftsstellen der Landesverbände:

Athletik Verband Berlin
Eberhard Bittner
Heidebrinkerstr. 21
1000 Berlin 65
Tel.: 0 30/4 93 97 88

Hamburger Schwerathletik-Verband
Raimund Frenzel
Süderstr. 149/153
2000 Hamburg 26
Tel.: 0 40/82 39 35

Gewichtheber-Verband Schleswig-
Holstein
Dr. Siegfried Fickel
Pohnsdorfer Str. 40
2308 Preetz
Tel.: 0 43 42/8 19 39

Bremer Gewichtheber-Verband
Werner Kuchta
Auf der Ahnte 6
2820 Bremen 71
Tel.: 04 21/60 20 46

Niedersächsischer Gewichtheber-
Verband
Arnold Chrzanowski
Mancinusweg 16
3340 Wolfenbüttel
Tel.: 0 53 31/4 64 78

Gewichtheber-Verband Nordrhein-
Westfalen
Walter Pöbel
Ackerbergweg 3
4630 Bochum 1
Tel.: 02 34/6 48 73

Hessischer Gewichtheber-Verband
Elisabeth Branke
Langener Str. 5
6073 Egelsbach
Tel.: 0 61 03/4 33 31

Schwerathletik-Verband Rheinhessen
Elke Bauer
Am Steinbruch 11
6500 Mainz-Weisenau
Tel.: 0 61 31/8 17 94

Schwerathletik-Verband Rheinland
Erich Hamscher
Am Wartehübel 11
6580 Idar-Oberstein
Tel.: 0 67 81/4 34 61

Saarländischer Gewichtheber-Verband
Haus des Sports
Saaruferstr. 16
6600 Saarbrücken 1
Tel.: 06 81/5 70 55

Gewichtheber-Verband Pfalz
Hans Fouquet
Waldseerstr. 73
6707 Schifferstadt
Tel.: 0 62 35/40 36

Baden-Württembergischer
Gewichtheber-Verband
Eugen Deyhle
Badener Platz
6906 Leimen
Tel.: 0 62 24/70 45 33

Bayrischer Gewichtheber-Verband
Bernd Richmann
Postfach 50 01 20
8000 München 50
Tel.: 0 89/15 70 23 60

Literaturverzeichnis

»Athletic«: Journal für Körperform und Wohlbefinden, Verlag Sport & Training, Rodgau (Jhg. 1985, 1986, 1987).

Lukjanow, M. T., Falamejow, A. I.: Gewichtheben für Jugendliche, Band 61, Verlag Karl Hofmann, Schorndorf bei Stuttgart (1972).

Nöcker, J.: Physiologie der Leibesübungen, Ferdinand Enke Verlag, Stuttgart (1980).

Seibert, W.: Gezieltes Krafttraining, Sportinform Verlag, Oberhaching (1987).

Spitz, L.: Fit mit Bio-Training, FALKEN Verlag, 6272 Niedernhausen (1988).

Spitz, L., Schnell, J.: Muskeln Sie sich!, Verlag E. Spitz, Seeheim-Jugenheim (1983).

Spitz, L., Schnell, J.: Krafttraining im Freizeitsport, Band 23 der Schriftenreihe Breitensport, Deutscher Sportbund (1983).

»Sport & Training«: Fitness-Journal, Verlag Sport & Training, Erding (1980).

Würzberg, G.: Muskelmänner, Rowohlt Verlag, Reinbek bei Hamburg (1987).

Register

NÜTZLICHE RATGEBER

Stand: Frühjahr 1989

Essen und Trinken

Meine feine Bürgerliche Küche
(4411) Von E. Falout, 160 S., 119 Farbfotos,
Pappband. ●●●

Essen in Hessen
Spezialitäten zwischen Schwalm und Oden-
wald. (0837) Von R. Witt, 120 S.,
10 s/w-Zeichnungen, Pappband. ●●

Kochen für 1 Person
Rationell wirtschaften, abwechslungsreich
und schmackhaft zubereiten. (0586) Von M.
Nicolin, 104 S., 8 Farbtafeln, 23 Zeichnungen, kart. ●

Schnell und individuell
Die raffinierte Single-Küche
(4266) Von F. Faist, 160 S., 151 Farbfotos,
Pappband. ●●●

Was koche ich heute?
Neue Rezepte für Fix-Gerichte. (0608) Von A.
Badelt-Vogt, 112 S., 16 Farbtafeln, kart. ●

Frischer Fang aus Fluß und Meer Fisch
(0964) Von L. Grieser, 64 S., 69 Farbfotos,
Pappband. ●

Edler Kern in harter Schale
Meeresfrüchte
(0886) Von L. Grieser, 48 S., 52 Farbfotos,
Pappband. ●

Von Tatar und falschen Hasen Hackfleisch
(0866) Von A. und G. Eckert, 64 S., 42 Farbfotos, Pappband. ●

Aus eigener Küche Gute Wurst
(0948) Von J. Bessel, G. Quaas, 80 S., 8 Farbtafeln, kart. ●

Aus lauter Lust und Liebe Knoblauch
(0867) Von L. Reinirkens, 64 S., 45 Farbfotos, Pappband. ●

Kochen und würzen mit Knoblauch
(0725) Von A. und G. Eckert, 96 S., 8 Farbtafeln, kart. ●

Kochen und würzen mit Paprika
(0792) Von A. und G. Eckert, 88 S., 8 Farbtafeln, kart. ●

Nudelgerichte
– lecker, locker, leicht zu kochen. (0466) Von
C. Stephan, 80 S., 8 Farbtafeln, kart. ●

Pasta in Höchstform Nudeln
(0884) Von M. Kirsch, 64 S., 62 Farbfotos,
Pappband. ●

Herzhaftes für Leib und Seele Eintöpfe
(0820) Von P. Klein, 48 S., 30 Farbfotos,
Pappband. ●

Spezialitäten unter knuspriger Decke
Aufläufe
(0882) Von C. Adam, 48 S., 33 Farbfotos,
Pappband. ●

In Hülle und Fülle Pasteten und Terrinen
(0883) Von M. Kirsch, 48 S., 62 Farbfotos,
Pappband. ●

Die Krönung der feinen Küche Saucen
(0817) Von G. Cavestri, 48 S., 40 Farbfotos,
Pappband. ●

Kochen in höchster Vollendung
Aus vier Elementen ist alles zusammenge-
fügt (Theophrast). (4291) Von M. Wissing,
M. Kirsch, 160 S., 230 Farbfotos, Leinen
geprägt mit Schutzumschlag, im Schuber,
DM 98,–, S 784.–, Fr 90,20

Zaubern mit der schnellen Welle
Die neue Mikrowellenküche
(4289) Von F. Faist, 208 S., 188 Farbfotos,
Pappband. ●●●

Ganz und gar mit Mikrowellen
(4094) Von T. Peters, 208 S., 24 Farbfotos,
12 Zeichnungen, kart. ●●●

Schnell auf den Tisch gezaubert
Kochen mit Mikrowellen
(0818) Von A. Danner, 64 S., 52 Farbfotos,
Pappband. ●●

Das neue Mikrowellen-Kochbuch
(0434) Von H. Neu, 80 S., 4 Farbtafeln,
16 s/w Zeichnungen, kart. ●

Natürlich Kochen im
Mikrowellen-Römertopf
(0947) Von F. Faist, 96 S., 8 Farbt., kart. ●

Gesunde Kost aus dem Römertopf
(0442) Von J. Kramer, 128 S., 8 Farbtafeln,
13 Zeichnungen, kart. ●

Das neue Fritieren
geruchlos, schmackhaft und gesund. (0365)
Von P. Kühne, 88 S., 8 Farbtafeln, kart. ●

Goldbraun und knusprig
Fritierte Leckerbissen
(0868) Von F. Faist, 64 S., 47 Farbfotos,
Pappband. ●

Kochen und backen im Heißluftherd
Vorteile, Gebrauchsanleitung, Rezepte.
(0516) Von K. Kölner, 72 S., 8 Farbt., kart. ●

Schnell und gut gekocht
Die tollsten Rezepte für den Schnellkochtopf.
(0265) Von J. Ley, 96 S., 8 Farbtafeln, kart. ●

Pizza, Pasta und die feine italienische
Küche
(4270) Von R. Rudatis, 120 S., 255 Farbfotos,
Pappband. ●●●

Schlemmerreise durch die
Italienische Küche
(4172) Von V. Pifferi. 160 S., 109 Farbfotos,
Pappband. ●●●

Schlemmen wie bei Mamma Maria
Pizzas
(0815) Von F. Faist, 64 S., 62 Farbfotos, Pappband. ●

Schlemmerreise durch die
Französische Küche
(4296) Von H. Imhof, 160 S., 147 Farbfotos,
3 s/w-Fotos, Pappband. ●●●

Bocuse à la carte
Französisch kochen mit dem Meister.
(4237) Von P. Bocuse, 88 S., 218 Farbfotos,
Pappband. ●●

Videokassette
Kochschule mit Paul Bocuse
Der Meisterkoch verrät die Geheimnisse der
französischen Küche
(6016) VHS, 60 Min. in Farbe, mit Begleitheft.
●●●●●*

Französische Küche
(0685) Von M. Gutta, 96 S., 16 Farbt., kart. ●

Schlemmerreise durch die
Chinesische Küche
(4184) Von K. H. Jen, 160 S., 117 Farbfotos,
Pappband. ●●●

Verheißungsvoll fernöstlich
Spezialitäten aus dem Wok
(0933) Von H. K. Jen, 64 S., 56 Farbfotos,
Pappband. ●

Chinesisch kochen
mit dem Wok- und Mongolentopf.
(0557) Von C. Korn, 64 S., 8 Farbt., kart. ●

Mehr Freude und Erfolg beim Grillen
(4141) Von A. Berliner, 160 S., 147 Farbfotos,
10 farbige Zeichnungen, Pappband. ●●●

Köstliches von Rost und Spieß Grillen
(0931) Von A. Kalcher-Dähn, H. K. Kalcher,
64 S., 43 Farbfotos, Pappband. ●

Fondues · Raclettes · Flambiertes
(4081) Von R. Peiler und M.-L. Schult, 136 S.,
15 Farbtafeln, 28 Zeichnungen, kart. ●●

Fondues
und fritierte Leckerbissen. (0471) Von
S. Stein, 96 S., 8 Farbtafeln, kart. ●

Rezepte rund um Raclette und
Doppeldeckt
(0420) Von J. W. Hochscheid, 72 S., 8 Farbtafeln, kart. ●

Schlemmen in geselliger Runde
Fleischfondues
(0966) Von M. Spötter, 64 S., 62 Farbfotos,
Pappband. ●

Fondues und Raclettes
(4253) Von F. Faist, 160 S., 125 Farbfotos,
Pappband. ●●●

Neue, raffinierte Rezepte mit dem
Raclette-Grill
(0558) Von L. Helger, 72 S., 8 Farbt., kart. ●

Schmelzendes Käsevergnügen Raclette
(0881) Von F. Faist, 48 S., 8 Farbfotos,
Pappband. ●

Kulinarischer Feuerzauber Flambieren
(4294) Von R. Wesseler, 120 S., 100 Farbfotos, Pappband. ●●●

Das köstliche knackige Schlemmer-
vergnügen Salate
(4165) Von V. Müller, 160 S., 80 Farbfotos,
Pappband. ●●●

111 köstliche Salate
Erprobte Rezepte mit Pfiff. (0222) Von
C. Schönherr, 96 S., 8 Farbtafeln, 30 Zeich-
nungen, kart. ●

Die hier vorgestellten Bücher, Videokassetten und Software sind in folgende Preisgruppen unterteilt:

●   Preisgruppe bis   DM 10,–/S 79,–/Fr.10   ●●● Preisgruppe über DM 20,– bis DM 30,–   ●●●● Preisgruppe über DM 30,– bis DM 50,–
●● Preisgruppe über DM 10,– bis DM 20,–   S 161,– bis S 240,–   S 241,– bis S 400,–
             S 80,– bis S 160,–   Fr. 18,70 bis Fr. 27,70   Fr. 27,70 bis Fr. 46,–
             Fr. 10,– bis Fr. 18,70   ●●●●● Preisgruppe über DM 50,–/S 401,–/Fr.46,–   *(unverbindliche Preisempfehlung)

Die Preise entsprechen dem Status beim Druck dieses Verzeichnisses (s. Seite 1) – Änderungen, im besonderen der Preise, vorbehalten –

Falken-Verlag GmbH · Postfach 1120 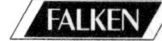 **D-6272 Niedernhausen/Ts. · Tel.: 0 61 27 / 70 20**

1

Frisch und leicht als Hauptgericht
Schlemmersalate
(0934) Von C. Adam, 64 S., 49 Farbfotos,
Pappband. ●

Köstlich frisch auf den Tisch
Rohkostsalate
(0865) Von C. Adam, 48 S., 26 Farbfotos,
Pappband. ●

Raffiniert und gesund würzen
Kräuterküche
(0869) Von A. Görgens, 48 S.,43 Farbfotos,
Pappband. ●

Kräuter- und Heilpflanzen-Kochbuch
für eine gesunde Lebensweise.
(4066) Von P. Pervenche, 143 S., 15 Farbtafeln, kart. ●●

Joghurt, Quark, Käse und Butter
Schmackhaftes aus Milch hausgemacht.
(0739) Von M. Bustorf-Hirsch, 32 S., 59 Farbabb., Pappband. ●

Alles mit Joghurt
tagfrisch selbstgemacht, mit vielen Rezepten. (0382) Von G. Volz, 88 S., 8 Farbt., kart.
●

Locker, flockig, leicht...
Müsli & Co
(0965) Von C. Adam, 64 S., 42 Farbfotos,
Pappband. ●

Das richtige Frühstück
Gesunde Vollwertkost vitaminreich und
naturbelassen. (0784) Von C. Kratzel, R. Böll,
32 S., 28 Farbfotos, Pappband. ●

Bärenstark und kerngesund
Vollwertkost für Kinder
(0968) Von S. Reiter, 64 S., 44 Farbfotos,
Pappband. ●

Gesunde Ernährung für mein Kind
(0776) Von M. Bustorf-Hirsch, 112 S., 8 Farbtafeln, 5 s/w-Zeichnungen, kart. ●

Meine Vollkornküche
Herzhaftes von echtem Schrot und Korn
(0858) Von S. Walz, 96 S., 8 Farbt., kart. ●

Die abwechslungsreiche Vollwertküche
Vitaminreich und naturbelassen kochen und
backen. (4229) Von M. Bustorf-Hirsch,
K. Siegel, 280 S., 31 Farbtafeln, 78 Zeichnungen, Pappband. ●●●●

Die verlockende Alternative
Süße Vollwertküche
(0936) Von A. Roßmeier, 64 S., 50 Farbfotos,
Pappband. ●

Die gesunde Art, sich zu verwöhnen
Vollwertküche für Singles
(0937) Von A. Görgens, 64 S., 43 Farbfotos,
Pappband. ●

Dinkel, Hirse, Roggenkorn...
Kerniges aus der Getreideküche
(0932) Von S. Frank, 64 S., 49 Farbfotos,
Pappband. ●

Die feine Vollwertküche
(4286) Von M. Bustorf-Hirsch, 160 S.,
83 Farbfotos, Pappband. ●●●

Mit Lust und Liebe...
Vollwertküche für Genießer
(4412) Von Prof. Dr. C. Leitzmann, H. Million,
256 S., 329 Farbfotos, Pappband. ●●●

Naturküche à la carte
(4406) Von M. Wissing, M. Kirsch, 160 S.,
179 Farbfotos, Pappband. ●●●●

Biologische Ernährung
für eine natürliche und gesunde Lebensweise. (4125) Von G. Leibold, 136 S., 15 Farbtafeln, 47 Zeichnungen, kart. ●●

Vitaminreich und naturbelassen
Biologisch Kochen
(4162) Von M. Bustorf-Hirsch, K. Siegel,
144 S., 15 Farbtafeln, 31 Zeichn. kart. ●●

Gesund kochen
wasserarm · fettfrei · aromatisch. (4060) Von
M. Gutta, 240 S., 16 Farbtafeln, 88 Abbildungen, Pappband. ●●●

Die feine Vegetarische Küche
(4235) Von F. Faist, 160 S., 191 Farbfotos,
Pappband. ●●●

Würzig kochen ohne Salz
(0922) Von S. Roediger-Streubel, 160 S.,
16 Farbtafeln, kart. ●●

Alternativ essen
Die gesunde Sojaküche
(0553) Von U. Kolster, 112 S., 8 Farbt., kart. ●

Kochen mit Tofu
Die gesunde Alternative. (0894) Von
U. Kolster, 80 S., 8 Farbtafeln, kart. ●

**Gesund kochen mit Keimen und
Sprossen**
(0794) Von M. Bustorf-Hirsch, 96 S., 4 Farbtafeln, 13 s/w-Zeichnungen, kart. ●

Keime und Sprossen in der Naturküche
(4299) Von M. Bustorf-Hirsch, 96 S.,
144 Farbfotos, Pappband. ●●

Backen mit Lust und Liebe
(4284) Von M. Schumacher, R. Krake, 242 S.,
348 Farbfotos, 18 farb. Vignetten, 3 vier-
seitige Ausklapptafeln, Pappband. ●●●●

Tortenträume und Kuchenfantasien
Gebackene Köstlichkeiten originell dekoriert
und verziert. (0823) Von F. Faist, 80 S.,
150 Farbfotos, kart. ●●

Waffeln
Hörnchen, Pfannkuchen und Crêpes.
(0522) Von C. Stephan, 64 S., 8 Farbtafeln,
kart. ●

Mehr Freude und Erfolg beim
Brotbacken
(4148) Von A. und G. Eckert, 160 S.,
177 Farbfotos, Pappband. ●●●

Selbst Brotbacken
Über 50 erprobte Rezepte. (0370) Von
A. und G. Eckert, 80 S., 4 Zeichnungen,
4 Farbtafeln, kart. ●

Biologisch Backen
Neue Rezeptideen für Kuchen, Brote, Klein-
gebäck aus vollem Korn. (4174) Von
M. Bustorf-Hirsch, 136 S., 15 Farbtafeln,
47 Zeichnungen, kart. ●●

Meine Vollkornbackstube
Brot · Kuchen · Aufläufe. (0616) Von
R. Raffelt, 96 S., 4 Farbtafeln, 12 Zeich-
nungen, kart. ●

Mit Körnern, Zimt und Mandelkern
Vollkorngebäck
(0816) Von M. Bustorf-Hirsch, 48 S., 39 Farbfotos, Pappband. ●

Knusprig, kernig, urgesund **Vollkornbrot**
(0938) Von S. Reiter, 64 S., 46 Farbfotos,
Pappband. ●

Weihnachtsbäckerei
Köstliche Plätzchen, Stollen, Honigkuchen
und Festtagstorten. (0682) Von M. Sauerborn, 32 S., 34 Farbfotos, Pappband. ●

Meine Weihnachtsbackstube
(5163) Von M. Sauerborn, 32 S., 23 Farbfotos, mit Vorlagebogen in Originalgröße, kart.
●

Süße Verführungen Desserts
(0885) Von M. Bacher, 64 S., 75 Farbfotos,
Pappband. ●

Süße Geheimnisse eiskalt gelüftet
Eis und Sorbets
(0870) Von H. W. Liebheit, 48 S., 38 Farbfotos, Pappband. ●

Zart schmelzende Versuchungen
Schokolade
(0819) Von J. Schroer, 48 S., 53 Farbfotos,
Pappband. ●

Mitbringsel aus meiner Küche
selbst gemacht und liebevoll verpackt.
(0668) Von C. Schönherr, 32 S., 30 Farbfotos,
Pappband. ●

Marmeladen, Gelees und Konfitüren
Köstlich wie zu Omas Zeiten – einfach
selbstgemacht. (0720) Von M. Gutta, 32 S.,
23 Farbfotos, 1 Zeichnung, Pappband. ●

Einkochen
nach allen Regeln der Kunst. (0405) Von
B. Müller, 128 S., 8 Farbtafeln, kart. ●

Einkochen, Einlegen, Einfrieren
(4055) Von B. Müller, 152 S., 27 s/w-Abb.,
16 Farbtafeln, kart. ●

Haltbarmachen in der Öko-Küche
Gesunde Konservierungsmethoden für Obst,
Gemüse, Kräuter und Pilze. (0932) Von
M. Bustorf-Hirsch, 120 S., 92 Farbabb., kart.
●

Komm, koch und back mit mir
Kunterbuntes Kochvergnügen für Kinder.
(4285) Von S. und H. Theilig, illustriert von
B. v. Hayek, 112 S., 45 Farbabb., Pappband.
●●

Garnieren und Verzieren
(4236) Von R. Biller, 160 S., 329 Farbfotos,
57 Zeichnungen, Pappband. ●●●

Köstlichkeiten für Gäste und Feste
Kalte Platten
(4200) Von I. Pfliegner, 160 S., 130 Farbfotos,
Pappband. ●●●

Fein und raffiniert
Canapés und kleine Köstlichkeiten
(0963) Von H. Imhof, 64 S., 53 Farbfotos,
Pappband. ●

Der schön gedeckte Tisch
Vom einfachen Gedeck bis zur Festtafel stim-
mungsvoll und perfekt arrangiert.
(4246) Von H. Tapper, 112 S., 206 Farbfotos,
21 s/w-Abbildungen, Pappband. ●●●

**Phantasievolle Tischdekorationen selber
machen**
(0984) Von Y. Thalheim, H. Nadolny, 80 S.,
174 Farbfotos, 21 Zeichnungen, kart. ●

Tischkarten dekorativ gestalten
aus allerlei Material für viele Anlässe
(0946) Von H. York, 32 S., 108 Farbfotos,
Pappband. ●

Servietten dekorativ falten
Geschmackvolle Anregungen aus Stoff und
Papier. (0804) Von H. Tapper, 32 S.,
134 Farbfotos, Pappband. ●

Die hier vorgestellten Bücher, Videokassetten und Software sind in folgende Preisgruppen unterteilt:

● Preisgruppe bis DM 10,–/S 79,–/Fr.10
●● Preisgruppe über DM 10,– bis DM 20,–
     S 80,– bis Fr. 160,–
     Fr. 10,– bis Fr. 18,70

●●● Preisgruppe über DM 20,– bis DM 30,–
     S 161,– bis DM 400,–
     Fr. 18,70 bis Fr. 27,70
●●●● Preisgruppe über DM 50,–/S 401,–/Fr.46,–

●●●● Preisgruppe über DM 30,– bis DM 50,–
     S 241,– bis S 400,–
     Fr. 27,70 bis Fr. 46,–
     *(unverbindliche Preisempfehlung)

Die Preise entsprechen dem Status beim Druck dieses Verzeichnisses (s. Seite 1) – Änderungen, im besonderen der Preise, vorbehalten –

Falken-Verlag GmbH · Postfach 1120 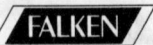 **D-6272 Niedernhausen/Ts. · Tel.: 06127/7020**

2

Tee für Genießer.
Sorten · Riten · Rezepte. (0356) Von M. Nicolin, 64 S., 4 Farbtafeln, kart. ●

Weinlexikon
Wissenswertes über die Weine der Welt.
(4149) Von U. Keller, 228 S., 6 Farbtafeln, 395 s/w-Fotos, Pappband. ●●●

Weine und Säfte, Liköre und Sekt
selbstgemacht. (0702) Von P. Arauner, 232 S., 76 Abb., kart. ●●
Fruchtig, spritzig, eisgekühlt
Mixen ohne Alkohol
(0935) Von S. Späth, 64 S., 44 Farbfotos, Pappband. ●

Cocktails
(4267) Von W. R. Hoffmann, W. Hubert, U. Lottring, 160 S., 164 Farbfotos, 1 s/w-Foto, Pappband. ●●●

Cocktails und Mixereien
für häusliche Feste und Feiern. (0075) Von J. Walker, 96 S., 4 Farbtafeln, kart. ●

Neue Cocktails und Drinks
mit und ohne Alkohol. (0517) Von S. Späth, 128 S., 4 Farbtafeln, kart. ●

Die besten Punsche, Grogs und Bowlen
(0575) Von F. Dingden, 64 S., 4 Farbt., kart. ●

SLIM
Der neue, individuelle Schlankheitsplan
(4277) Von Prof. Dr. E. Menden, W. Aign. 120 S., 440 Farbfotos, Pappband. ●●●
Schlank werden nach Dr. Hay **Trennkost**
Die bewährten Vollwert-Rezepte von Ursula Summ. (4298) Von U. Summ, 96 S., 54 Farbfotos, 1 Zeichnung, kart. ●●

Vitamine und Ballaststoffe
So ermittle ich meinen täglichen Bedarf
(0746) Von Prof. Dr. M. Wagner, I. Bongartz, 96 S., 6 Farbfotos, zahlreiche farb. Tabellen, kart. ●

Kalorien – Joule
Eiweiß · Fett · Kohlenhydrate tabellarisch nach gebräuchlichen Mengen. (0374) Von M. Bormio, 88 S., kart. ●

Hobby und Freizeit

Falken-Handbuch
Zeichnen und Malen
(4167) Von B. Bagnall, 336 S., 1154 Farbabb., Pappband. ●●●●●

Das große farbige PLAKA-Buch
Malen und Basteln
(4402) Von H.-J. Giesecke, 192 S., 224 Farbfotos, 20 Farb- und 4 s/w-Zeichnungen, Pappband. ●●●

Einmal grad und einmal krumm
Zeichenstunden für Kinder. (0599) Von H. Witzig, 144 S., 363 Abb. kart. ●

Punkt, Punkt, Komma, Strich
Zeichenstunden für Kinder.
(0564) Von H. Witzig, 144 S., über 250 Zeichnungen, kart. ●

Kalligraphie
Die Kunst des schönen Schreibens
(4263) Von C. Hartmann, 120 S., 44 Farbvorlagen, 29 s/w-Vorlagen, 2 s/w-Zeichnungen, 38 Farbfotos, Pappband. ●●●●

Aquarellmalerei
als Kunst und Hobby (4147) Von H. Haack, B. Wersche, 136 S., 62 Farbfotos, 119 Zeichnungen, Pappband. ●●●●

Aquarellmalerei leicht gelernt
Materialien · Techniken · Motive.
(0787) Von T. Hinz, R. Braun, B. Zeidler, 32 S., 38 Farbfotos, 1 Zeich., Pappband. ●

Hobby Aquarellmalen
Landschaft und Stilleben. (0876) Von I. Schade, A. Brück, 80 S., 111 Farbabb., kart. ●●

Videokassette
Hobby Aquarellmalen
Landschaft und Stilleben (6022) VHS, 40 Min., in Farbe, mit Begleitheft ●●●●*

Hobby Ölmalerei
Landschaft und Stilleben. (0875) Von H. Kämper, I. Becker, 80 S., 93 Farbabb., kart. ●●

Videokassette
Hobby Ölmalerei
Landschaft und Stilleben (6025) VHS, 40 Min., in Farbe, mit Begleitheft ●●●●*

Glasmalerei
als Kunst und Hobby. (4088) Von F. Krettek und S. Beeh-Lustenberger, 132 S., 182 Farbfos tos, 38 Motivvorlagen, Pappband. ●●●●

Bauernmalerei
als Kunst und Hobby (4089) Von A. Gast, H. Stegmüller, 128 S., 239 Farbfotos, 26 Riß-Zeichnungen, Pappband. ●●●●

Hobby Bauernmalerei
(0436) Von S. Ramos und J. Roszak, 80 S., 116 Farbf. und 28 Motivvorlagen, kart. ●●

Seidenmalerei als Kunst und Hobby
(4414) Hrsg. von R. Smend, 160 S., 227 Farbfotos, 36 s/w-Fotos, geprägter Leineneinband mit Schutzumschlag, im Schuber,
DM 98,– , S 784,–, Fr 90,20
Seidenmalerei als Kunst und Hobby
(4264) Von S. Hahn, 136 S., Farbabb., 1 s/w-Foto, Pappband. ●●●●

Hobby Seidenmalerei
(0611) Von R. Henge, 88 S., 106 Farbfotos, 28 Zeichnungen, kart. ●●

Neue zauberhafte Seidenmalerei
Motive und Anregungen aus der Natur.
(0924) Von R. Henge, 80 S., 148 Farbfotos, 27 s/w-Zeichnungen, kart. ●●

Kunstvolle Seidenmalerei
Mit zauberhaften Ideen zum Nachgestalten. (0783) Von I. Demharter, 32 S., 56 Farbfotos, Pappband. ●

Zauberhafte Seidenmalerei
Materialien · Techniken · Gestaltungsvorschläge. (0664) Von E. Dorn, 32 S., 62 Farbfotos, Pappband. ●

Aquarellieren auf Seide
Materialien · Techniken · Motive.
(0917) Von I. Demharter, 32 S., 41 Farbfotos, Pappband. ●

Seidenmalerei Landschaften
(5153) Von D. Kosik, 32 S., 50 Farbfotos, 12 Zeichnungen, mit Vorlagebogen in Originalgröße, kart. ●

Seidenmalerei Kissen
(5151) Von I. Demharter, 32 S., 42 Farbfotos, 2 Zeichnungen, mit Vorlagebogen in Originalgröße, kart. ●

Seidenmalerei Tücher und Schals
(5152) Von R. Henge, 32 S., 36 Farbfotos, 1 Zeichnung, mit Vorlagebogen in Originalgröße, kart. ●

Seidenmalerei Lampenschirme
(5154) Von I. Walter-Ammon, 32 S., 47 Farbfotos, 1 Zeichnung, mit Vorlagebogen in Originalgröße, kart. ●

Seidenmalerei Blüten, Blätter, Ranken
(5165) Von D. Kosik, 32 S., 35 Farbfotos, 4 Zeichnungen, mit Vorlagebogen in Originalgröße, kart. ●

Seidenmalerei Schmuckkarten und Miniaturbilder
(5166) Von I. Walter-Ammon, 32 S., 37 Farbfotos, 2 Zeichnungen, mit Vorlagebogen in Originalgröße, kart. ●

Falken-Handbuch **Häkeln**
ABC der Häkeltechniken und Häkelmuster in ausführlichen Schritt-für-Schritt-Bildfolgen. (4194) Von H. Fuchs, M. Natter, 288 S., 1073 Farbabb., Pappband. ●●●●

Das moderne Standardwerk von der Expertin
Perfekt Stricken
Mit Sonderteil Häkeln. (4250) Von H. Jaacks, 256 S., 703 Farbfotos, 169 Farb- und 121 s/w-Zeichnungen, Pappband. ●●●

Videokassette
Perfekt Stricken
Neue Techniken Schritt für Schritt vorgestellt von H. Jaacks, 51 Min., in Farbe, mit Begleitheft. ●●●●*

Falken-Handbuch **Stricken**
ABC der Stricktechniken und Strickmuster in ausführlichen Schritt-für-Schritt-Bildfolgen. (4137) Von M. Natter, 312 S., 106 Farb- und 922 s/w-Fotos, 318 Zeichnungen, Pappband. ●●●●

Hobby Patchwork und Quilten
(0768) Von B. Staub-Wachsmuth, 80 S., 108 Farbabb., 43 Zeichnungen, kart. ●●

Hobby Applikationen
Materialien · Techniken · Modelle
(0899) Von H. Probst-Reinhardt, 80 S., 92 Farbfotos, 39 Zeichnungen, kart. ●●

Hobby Spitzencollagen
Bezaubernde Motive aus edlem Material.
(0847) Von H. Westphal, 80 S., 186 Farbfotos, kart. ●●

Falken-Handbuch **Nähen**
Abc der Nähtechniken und kreative Modellschneiderei in ausführlichen Schritt-für-Schritt-Bildfolgen. (4272) Von A. Bree, 320 S., 1142 Abbildungen, Schnittmusterbogen für alle Modelle, Pappband. ●●●

Kreatives Bilderweben
Materialien · Vorlagen · Motive
(0814) Von A. Schulte-Huxel, 32 S., 58 Farbfotos, 8 Zeichnungen, Pappband. ●

Die schönsten Handarbeiten zum Verschenken
(4225) Von B. Wenzelburger, 128 S., 156 Farbfotos, 70 zweifarbige Zeichnungen, Pappband. ●●●●

 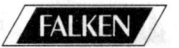

Zauberhafte alte Puppen
Sammeln · Restaurieren · Nachbilden
(4255) Von C.A. Stanton, J. Jacobs, 120 S.,
157 Farbfotos, 24 Zeichnungen, Pappband. ●●●●

Hobby Puppen
Bezaubernde Modelle selbst gestalten.
(0742) Von B. Wenzelburger, 88 S., 163 Farbfotos, 41 Zeichn., 11 Schnittmuster, kart. ●●

Selbstgestrickte Puppen
Materialien und Arbeitsanleitungen.
(0638) Von B. Wehrle, 32 S., 21 Farbfotos,
24 Zeichnungen, Pappband. ●

Kuscheltiere stricken und häkeln
Arbeitsanleitungen und Modelle. (0734) Von
B. Wehrle, 32 S., 60 Farbfotos, 28 Zeichnun-
gen, Spiralbindung. ●

Phantasiepuppen stricken und häkeln
Märchenhafte Modelle mit Arbeitsanleitungen. (0813) Von B. Wehrle, 32 S., 26 Farbfotos, 46 Zeichnungen, Pappband. ●

Dekorative Rupfenpuppen
Arbeitsanleitungen und Gestaltungsvorschläge. (0733) Von B. Wenzelburger, 32 S.,
57 Farbfotos, 14 Zeichnungen, Spiralbindung. ●

Teddybären
Sechs beliebte Modelle
(5159) Von Y. Thalheim, H. Nadolny, 32 S.,
46 Farbfotos, 9 Zeichnungen, mit Vorlagebogen in Originalgröße, kart. ●

Heißgeliebte Teddybären
Selbermachen · Sammeln · Restaurieren.
(0900) Von H. Nadolny, Y. Thalheim, 80 S.,
119 Farbfotos, 23 s/w-Zeichnungen, 14 S.
Schnittmusterbogen, kart. ●●

Hobby Salzteig
(0662) Von I. Kiskalt, 80 S., 150 Farbfotos,
5 Zeichnungen, Schablonen, kart. ●●

Neue zauberhafte Salzteig-Ideen
(0719) Von I. Kiskalt, 80 S., 324 Farbfotos,
12 Zeichnungen, Schablonen, kart. ●●

Kreatives Gestalten mit Salzteig
Originelle Motive für Fortgeschrittene.
(0769) Hrsg. I. Kiskalt, 80 S., 168 Farbfotos,
kart. ●

Originell und dekorativ
Salzteig mit Naturmaterialien
(0833) Von A. und H. Wegener, 80 S.,
166 Farbfotos, kart. ●●

Salzteig kinderleicht
(0973) Von I. Kiskalt, 80 S., 224 Farbfotos,
8 Zeichnungen, kart. ●●

Gestalten mit Salzteig
formen · bemalen · lackieren. (0613) Von
W.-U. Cropp, 32 S., 56 Farbfotos, 17 Zeichnungen, Pappband. ●

Videokassette
Hobby Salzteig
(6010) VHS. in Farbe, 35 Min., mit Begleitheft. ●●

Schöne Sachen modellieren
Originelles aus Cernit – ideenreich gestaltet.
(0762) Von G. Thelen, 32 S., 105 Farbfotos,
Pappband. ●

Töpfern
als Kunst und Hobby. (4073) Von J. Fricke,
132 S., 37 Farbfotos, 222 s/w-Fotos,
Pappband. ●●●●

Kreatives Gestalten mit Ton
Töpfern ohne Scheibe – Aufbaukeramik
(0896) Von A. Riedinger, 80 S., 207 Farbfotos, 16 Zeichnungen, 7 Vignetten, kart. ●●

Hobby Glaskunst in Tiffany-Technik
(0781) Von N. Köppel, 80 S., 194 Farbfotos,
6 s/w-Abb., kart. ●●

Tiffany-Lampen selbermachen
Arbeitsanleitung · Materialien · Modelle.
(0684) Von I. Spliethoff, 32 S., 60 Farbfotos,
19 Zeichnungen, Pappband. ●

Tiffany-Spiegel selbermachen
Materialien · Arbeitsanleitung · Vorlagen.
(0761) Von R. Thomas, 32 S., 53 Farbabb.,
Pappband. ●

Fensterbilder in Tiffany-Technik
(5168) Von P. Matz, 32 S., 43 Farbfotos, mit
Vorlagebogen in Originalgröße, kart. ●

Tiffany-Schmuck selbermachen
Materialien · Arbeitsanleitungen · Modelle.
(0871) Von B. Poludniak, H. W. Scheib, 32 S.,
55 Farbfotos, Pappband. ●

Tiffany-Technik
und andere kunstvolle Arbeiten in Glas
(0972) Von. D. Köhnen, 80 S., 176 Farbfotos,
5 s/w-Zeichnungen, kart. ●●

Tiffany-Gürtelschnallen
(5160) Von G.G. Scheib, R. Grella, 32 S.,
52 Farbfotos, 1 Zeichnung, mit Vorlagebogen
in Originalgröße, kart. ●

Schmuck, Accessoires und Dekoratives
aus Fimo modelliert. (0873) Von A. Aurich,
32. S., 54 Farbfotos, Pappband. ●

Modeschmuck mit Federn und Straß
(5167) Von J. Niemeier, 32 S., 41 Farbfotos,
mit Vorlagebogen in Originalgröße, kart. ●

Exklusiver Modeschmuck
aus dem eigenen Atelier
(0925) Von J. Niemeier, J. Klein, 80 S.,
141 Farbfotos, 25 Zeichnungen, kart. ●●

Gestalten mit Glasperlen
fädeln · sticken · weben (0640) Von A. Köhler, 32 S., 55 Farbfotos, Spiralbindung. ●

Masken
phantasievoll dekorieren
(5155) Von Chr. Familler, 32 S., 48 Farbfotos,
mit Vorlagebogen in Originalgröße, kart. ●

Bastelspaß mit der Laubsäge
Mit Schnittmusterbogen für viele Modelle in
Originalgröße. (0741) Von L. Giesche, M.
Bausch, 32 S., 61 Farbfotos, 7 Zeichnungen,
Schnittmusterbogen, Pappband. ●

Strohschmuck selbstgebastelt
Sterne, Figuren und andere Dekorationen
(0740) Von E. Rombach, 32 S., 60 Farbfotos,
17 Zeichnungen, Pappband. ●

Hobby Drachen
bauen und steigen lassen. (0767) Von
W. Schimmelpfennig, 80 S., 1 dreiseitige
Ausklapptafel, 55 Farbfotos, 139 Zeichnungen kart. ●●

Drachen
Einfache Modelle für Kinder
(5156) Von W. Schimmelpfennig, 32 S.,
11 Farbfotos, 31 Zeichnungen, mit Vorlagebogen in Originalgröße, kart. ●

Das große farbige
Bastelbuch für Kinder
(4254) Von U. Barff, I. Burkhardt, J. Maier.
224 S., 157 Farbfotos, 430 Farb- und
60 s/w-Zeichnungen, mit Schnittmusterbogen, Pappband. ●●●

Videokassette
Basteln mit Kindern
(6041) VHS, 60 Min., in Farbe, mit Begleitheft. ●●●●

Heut basteln wir mit Pappe und Papier
(4413) Von U. Barff, J. Maier, 224 S.,
117 Farbfotos, 480 Farbzeichnungen,
25 s/w-Abbildungen, mit Schnittmusterbogen, Pappband. ●●●

Hobby Origami
Papierfalten für groß und klein.
(0756) Von Z. Aytüre-Scheele, 80 S.,
820 Farbfotos, kart. ●●

Neue zauberhafte Origami-Ideen
Papierfalten für groß und klein.
(0805) Von Z. Aytüre-Scheele, 80 S.,
720 Farbfotos, kart. ●●

Origami –
Die Kunst des Papierfaltens. (0280) Von R.
Harbin, 112 S., 633 Zeichnungen, 9 Fotos,
kart. ●

Schritt für Schritt zum Scherenschnitt
Materialien · Techniken · Gestaltungsvorschläge. (0732) Von H. Klingmüller,
38 Farbfotos, 34 Vorlagen, Pappband. ●

Fensterbilder in Scherenschnitt
(5169) Von A. Hahn, 32 S., 52 Farbfotos,
3 s/w-Fotos, mit Vorlagebogen in Originalgröße, kart. ●

Fensterbilder aus Papier
(5158) Von E. Rüscher, 32 S., 39 Farbfotos,
5 Zeichnungen, mit Vorlagebogen in Originalgröße, kart. ●

Papierflieger
(5157) Von T. Gött, 32 S., 73 Farbfotos,
19 Zeichnungen, mit Vorlagebogen in Originalgröße, kart. ●

Schachteln basteln und dekorieren
(5170) Von Chr. Adjano, 32 S., 55 Farbfotos,
mit Vorlagebogen in Originalgröße, kart. ●

Deco Art
Die Kunst, Geschenke zu verpacken
(0949) Von B. Niermann, 80 S., 78 Farbfotos,
191 Zeichnungen, kart. ●●

Tischkarten dekorativ gestalten
aus allerlei Material für viele Anlässe
(0946) Von H. York, 32 S., 108 Farbfotos,
Pappband. ●

Altes Brauchtum neu entdeckt
Schmuck-Eier
Kunstvoll gestalten und verzieren. (0919)
Von I. Kiskalt, 32 S., 45 Farbfotos, 3
s/w-Zeichnungen, Pappband. ●

Basteln für Ostern
(5164) Von Chr. Adjano, 32 S., 47 Farbfotos,
mit Vorlagebogen in Originalgröße, kart. ●

Alle Jahre wieder…
Advent und Weihnachten
Basteln, Backen, Schmücken, Singen, Vorle-
sen, Feiern.
(4260) Von H. und Y. Nadolny, 256 S.,
105 Farbfotos, 130 Zeichn., Pappband. ●●●

Die hier vorgestellten Bücher, Videokassetten und Software sind in folgende Preisgruppen unterteilt:

● Preisgruppe bis DM 10,–/S 79,–/Fr.10   ●●● Preisgruppe über DM 20,– bis DM 30,–   ●●●● Preisgruppe über DM 30,– bis DM 50,–
●● Preisgruppe über DM 10,– bis DM 20,–   S 161,– bis S 241,–   S 241,– bis S 400,–
     S 80,– bis S 160,–   Fr. 18,70 bis Fr. 27,70   Fr. 27,70 bis Fr. 46,–
     Fr. 10,– bis Fr. 18,70   ●●●●● Preisgruppe über DM 50,–/S 401,–/Fr.46,–   *(unverbindliche Preisempfehlung)

Die Preise entsprechen dem Status beim Druck dieses Verzeichnisses (s. Seite 1) – Änderungen, im besonderen der Preise, vorbehalten –

 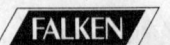

Basteln für Weihnachten
(5162) Von Chr. Adjano, 32 S., 44 Farbfotos, mit Vorlagebogen in Originalgröße, kart. ●

Weihnachtsbasteleien
Advents- und Weihnachtsschmuck für groß und klein
(0667) Von M. Kühnle und S. Beck, 32 S., 56 Farbfotos, 6 Zeichnungen, Pappband. ●

Feuerzeichen behaglicher Wohnkultur
Kachelöfen, Kamine und Kaminöfen
(4288) Hrsg. von C. Berninghaus. Von R. Heinen, G. Kosicek, H.P. Sabborrosch, 168 S., 291 Farbfotos, 2 s/w-Fotos, 8 Zeichnungen, Pappband. ●●●●

Garagentore selbst bemalt
Techniken und Motive.(0786) Von H. und Y. Nadolny, 32 S., 34 Farbfotos, 12 s/w-Zeichnungen, Pappband. ●

Falken Handbuch
Heimwerken
Reparieren und Selbermachen im Haus und Wohnung – über 1100 Farbfotos. Praktische Tips vom Profi: Selbermachen, Reparieren, Renovieren, Kostensparen. (4117) Von Th. Pochert, 440 S., 1103 Farbfotos, 100 ein- und zweifarbige Abb., Pappband. ●●●●

Restaurieren von Möbeln
Stilkunde, Materialien, Techniken, Arbeitsanleitungen in Bildfolgen.
(4120) Von E. Schnaus-Lorey, 152 S., 37 Farbfotos, 75 s/w-Fotos, 352 Zeichnungen, Pappband. ●●●●

Möbel aufarbeiten, reparieren und pflegen
(0386) Von E. Schnaus-Lorey, 96 S., 28 Fotos, 101 Zeichnungen, kart. ●

FALKEN-Heimwerker-Praxis
Kleinmöbel aus Holz
(0905) Von O. Maier, 128 S., 210 Farbfotos, 80 Zeichnungen, kart. ●●

FALKEN-Heimwerker-Praxis
Tapezieren
(0743) Von W. Nitschke, 112 S., 186 Farbfotos, 9 Zeichnungen, kart. ●●

FALKEN-Heimwerker-Praxis
Anstreichen und Lackieren
(0771) Von P. Müller, 120 S., 196 Farbfotos, 2 s/w-Fotos, 3 Zeichnungen, kart. ●●

FALKEN-Heimwerker-Praxis
Elektroarbeiten
(0975) Von K.H. Schubert, 120 S., 193 Farbfotos, 40 Zeichnungen, kart. ●●

FALKEN-Heimwerker-Praxis
Fahrrad-Reparaturen
(0796) Von R. van der Plas, 112 S., 140 Farbfotos, 113 farbige Zeichnungen, kart. ●●

Ikebana
Einführung in die japanische Kunst des Blumensteckens. (0548) Von G. Vocke, 152 S., 47 Farbfotos, kart. ●●

Blütenbilder aus Blumen und Blättern
Phantasievolle Naturcollagen.
(0872) Von G. Schamp, 32 S., 57 Farbfotos, 1 Zeichnung, Pappband. ●

Hobby Gewürzsträuße
und zauberhafte Gebinde nach Salzburger Art. (0726) Von A. Ott, 80 S., 101 Farbfotos, 51 farbige Zeichnungen, kart. ●●

Hobby Trockenblumen
Gewürzsträuße, Gestecke, Kränze, Buketts. (0643) Von R. Strobel-Schulze, 88 S., 170 Farbfotos, kart. ●●

Neue zauberhafte Trockenblumen-Ideen
(0821) Von R. Strobel-Schulze, 80 S., 163 Farbfotos, kart. ●●

Mit vollem Genuß
Pfeife rauchen
Alles über Tabaksorten, Pfeifen und Zubehör. (4227) Von H. Behrens, H. Frickert, 168 S., 127 Farbfotos, 18 Zeichn., Pappband. ●●●●

Pfeiferauchen leicht gemacht
Die richtige Art, Tabak zu genießen
(1026) Von O. Pollner, Ca. 112 S., ca. 120 Farbfotos, ca. 4 s/w-Abb., kart. ●●

Münzen
Ein Brevier für Sammler. (0353) Von E. Dehnke, 128 S., 4 Farbtafeln, 17 s/w-Abb., kart. ●●

Die Faszination der Philatelie
Briefmarken sammeln
(4273) Von D. Stein, 212 S., 124 s/w-Fotos, 24 Farbtafeln, Pappband. ●●●

Briefmarken
sammeln für Anfänger. (0481) Von D. Stein. 120 S., 1 Farbtafeln, 98 s/w-Abb., kart. ●●

Freizeit mit dem Mikroskop
(0291) Von M. Deckart, 132 S., 8 Farbtafeln, 64 s/w-Abb., 2 Zeichnungen, kart. ●●

Astronomie im Bild
Unser Sternenhimmel rund ums Jahr
(0849) Von Dr. E. Übelacker, 88 S., 48 Farbfotos, 1 s/w-Foto, 68 Farbzeichn., kart. ●●

Astronomie als Hobby
Sternbilder und Planeten erkennen und benennen. (0572) Von D. Block, 176 S., 16 Farbtafeln, 49 s/w-Fotos, 93 Zeichnungen, kart. ●●

Moderne Fotopraxis
(4401) Von G. Koshofer, Prof. H. Wedewardt, 224 S., 363 Farbfotos, 106 s/w-Fotos, 5 Farb- und 24 s/w-Zeichnungen, Pappband. ●●●

Mach dir ein Bild
Praxistips für Foto, Film und Video
(4410) Von G. Staab, 208 S., 202 Farbfotos, 175 s/w-Fotos, 1 Zeichnung, Pappband. ●●●

So macht man bessere Fotos
Das meistverkaufte Fotobuch der Welt.
(0614) Von M. L. Taylor, 192 S., 457 Farbfotos, 8 s/w-Fotos, 7 Zeichnungen, kart. ●●

Aktfotografie
Interpretation zu einem unerschöpflichen Thema. Gestaltung · Technik · Spezialeffekte. (0737) Von H. Wedewardt, 88 S., 144 Farb- und 6 s/w-Fotos, 6 Zeichnungen, kart. ●●

Videokassette
Aktfotografie
Gestaltung, Technik, Spezialeffekte
(6001) VHS, Laufzeit 60 Min., mit Begleitheft, in Farbe. ●●●●●*

Videografieren
Filmen mit Video 8. Technik – Bildgestaltung – Schnitt – Vertonung. (0843) Von M. Wild, K. Möller, 120 S., 101 Farbfotos, 22 s/w-Fotos, 52 Zeichnungen, kart. ●●

Videokassette
Videografieren
Filmen mit Video 8. Technik – Bildgestaltung - Schnitt - Vertonung. (6031) VHS, (6033) Beta, (6034) Video 8, 60 Min., in Farbe, mit Begleitheft. ●●●●●*

Videografieren perfekt
Profitricks für Aufnahmetechnik und Nachbearbeitung
(0969) Von W. Schild, 120 S., 133 Farbabb., 4 s/w-Zeichnungen, kart. ●●●

Videokassette
Videografieren perfekt
(6042) VHS, (6043) Beta, (6044) Video 8, 60 Min., in Farbe, mit Begleitheft, ●●●●●*

Schmalfilmen
Ausrüstung · Aufnahmepraxis · Schnitt · Ton. (0342) Von U. Ney, 108 S., 4 Farbtafeln, 25 s/w-Fotos, kart. ●

Schmalfilme selbst vertonen
(0593) Von U. Ney, 96 S., 57 s/w-Fotos, 14 Zeichnungen, kart. ●

Anlagenbau in Modultechnik
für Modelleisenbahnen und Dioramen.
(0845) Von J. Thal, 104 S., 68 Farbfotos, 28 Zeichnungen, kart. ●●●

Videokassette
Die Modelleisenbahn
Anlagenbau in Modultechnik. Neue kreative Gestaltung. Neue raffinierte Techniken.
(6028) VHS, 30 Min., in Farbe, ●●●●*

Kleine Welt mit Rädern
Das faszinierende Spiel mit **Modelleisenbahnen** (4175) Von F. Eisen, 256 S., 72 Farb- und 180 s/w-Fotos, 25 Zeichnungen, Pappband. ●●●

Flugmodelle
bauen und einfliegen. (0361) Von W. Thies und W. Rolf, 160 S., 63 Abb., 7 Faltpläne, kart. ●●

Die Super-Sportwagen der Welt
(4423) Von H.G. Isenberg, 194 S., 184 Farbfotos, 4 farbige Ausklapptafeln, 32 s/w-Fotos, Pappband. ●●●●

Die Super-Trucks der Welt
(4257) Von H.G. Isenberg, 194 S., 205 Farbfotos, 87 s/w-Fotos, 7 Farbzeichnungen, 4 farb. Ausklapptafeln, Pappband. ●●●●

Die Super-Motorräder der Welt
(4193) Von H.G. Isenberg, 192 S., 170 Farb- und 100 s/w-Fotos, 8 Zeichnungen, Pappband. ●●●●

Die Super-Eisenbahnen der Welt
(4287) Von W. Kosak, H. G. Isenberg, 224 S., 269 Farbfotos, 79 s/w-Fotos, 8 Vignetten, 5 farb. Ausklapptafeln, Pappband. ●●●●

Elektronik als Hobby
Von den Grundlagenschaltung zum integrierten Schaltkreis
(4293) Von W. Priesterath, 264 S., 80 s/w-Fotos, 128 Zeichn., Pappband. ●●●

Die hier vorgestellten Bücher, Videokassetten und Software sind in folgende Preisgruppen unterteilt:

● Preisgruppe bis DM 10,–/S 79,–/Fr.10   ●●● Preisgruppe über DM 20,– bis DM 30,–   ●●●● Preisgruppe über DM 30,– bis DM 50,–
●● Preisgruppe über DM 10,– bis DM 20,–   S 161,– bis S 240,–   S 241,– bis S 400,–
   S 80,– bis S 160,–   Fr. 18,70 bis Fr. 27,70   Fr. 27,70 bis Fr. 46,–
   Fr. 10,– bis Fr. 18,70   ●●●●● Preisgruppe über DM 50,–/S 401,–/Fr.46,–   *(unverbindliche Preisempfehlung)

Die Preise entsprechen dem Status beim Druck dieses Verzeichnisses (s. Seite 1) – Änderungen, im besonderen der Preise, vorbehalten –

 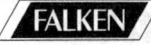

Sport und Fitneß

Neue Lehrmethoden der Judo-Praxis
(0424) Von P. Herrmann, 223 S., 475 Abb., kart. ●●

Judo
Grundlagen - Methodik. (0305) Von M. Ohgo, 208 S., 1025 Fotos, kart. ●●

Fußwürfe
für Judo, Karate und Selbstverteidigung. (0439) Von H. Nishioka, übers. von H.J. Heese, 96 S., 260 Abb., kart. ●

Modernes Karate
Das große Standardwerk mit 2279 Abbildungen. (4280) Von T. Okazaki, Dr. med. M. V. Stricevic, übers. von M. Pabst, 376 S., 2279 s/w-Abb., Pappband. ●●●●●

Nakayamas Karate perfekt 1
Einführung. (0487) Von M. Nakayama, 136 S., 605 s/w-Fotos, kart. ●●

Nakayamas Karate perfekt 2
Grundtechniken. (0512) Von M. Nakayama, 136 S., 354 s/w-Fotos, 53 Zeichn., kart. ●●

Nakayamas Karate perfekt 3
Kumite 1: Kampfübungen. (0538) Von M. Nakayama, 128 S., 424 s/w-Fotos, kart. ●●

Nakayamas Karate perfekt 4
Kumite 2: Kampfübungen. (0547) Von M. Nakayama, 128 S., 394 s/w-Fotos, kart. ●●

Nakayamas Karate perfekt 5
Kata 1: Heian, Tekki. (0571) Von M. Nakayama, 144 S., 1229 s/w-Fotos, kart. ●●

Nakayamas Karate perfekt 6
Kata 2: Bassai-Dai, Kanku-Dai. (0600) Von M. Nakayama, 144 S., 1300 s/w-Fotos, 107 Zeichnungen, kart. ●●

Nakayamas Karate perfekt 7
Kata 3: Jitte, Hangetsu, Empi. (0618) Von M. Nakayama, 144 S., 1988 s/w-Fotos, 105 Zeichnungen, kart. ●●

Nakayamas Karate perfekt 8
Gankaku, Jion. (0650) Von M. Nakayama, 144 S., 1174 s/w-Fotos, 99 Zeichnungen, kart. ●●

Karate für alle
Karate-Selbstverteidigung in Bildern. (0314) Von A. Pflüger, 112 S., 356 s/w-Fotos, kart. ●

Fit mit Karate
(2308) Von A. Pflüger, 96 S., 134 Farbfotos, 4 s/w-Zeichnungen, kart. ●●

25 Shotokan-Katas
Auf einen Blick: Karate-Katas für Prüfungen und Wettkämpfe. (0859) Von A. Pflüger, 88 S., 185 s/w-Abb., 24 ganzseitige Tafeln mit über 1.600 Einzelschritten, kart. ●

Kontakt-Karate
Ausrüstung · Technik · Training. (0396) Von A. Pflüger, 112 S., 238 s/w-Fotos, kart. ●●

Karate-Do
Das Handbuch des modernen Karate. (4028) Von A. Pflüger, 360 S., 1159 Abb., Pbd. ●●●●

Bo-Karate
Habo-Jitsu – die Techniken des Stockkampfes. (0447) Von G. Stiebler, 176 S., 424 s/w-Fotos, 38 Zeichnungen, kart. ●●

Videokassette
Karate
Einführung und Grundtechniken. (6037) VHS, 45 Min., in Farbe, mit Begleitheft. ●●●●●*

Karate 1
Einführung · Grundtechniken. (0227) Von A. Pflüger, 144 S., 195 s/w-Fotos, 120 Zeichnungen, kart. ●

Karate 2
Kombinationstechniken · Katas. (0239) Von A. Pflüger, 176 S., 452 s/w-Fotos und Zeichnungen,kart. ●

Karate Kata 1
Heian 1–5, Tekki 1, Bassai Dai. (0683) Von W.-D. Wichmann, 164 S., 703 s/w-Fotos, kart. ●●

Karate Kata 2
Jion, Empi, Kanku-Dai, Hangetsu. (0723) Von W.-D. Wichmann, 140 S., 661 s/w-Fotos, 4 Zeichnungen, kart. ●●

Der König des Kung-Fu
Bruce Lee
Sein Leben und Kampf. (0392) Von L. Lee, 136 S., 104 s/w-Fotos, kart. ●●

Bruce Lees Kampfstil 1
Grundtechniken. (0473) Von B. Lee, M. Uyehara, 109 S., 220 Abb., kart. ●

Bruce Lees Kampfstil 2
Selbstverteidigungs-Techniken. (0486) Von B. Lee, M. Uyehara, 128 S., 310 Abb., kart. ●

Bruce Lees Kampfstil 3
Trainingslehre. (0503) Von B. Lee, M. Uyehara, 112 S., 246 Abb., kart. ●

Bruce Lees Kampfstil 4
Kampftechniken. (0523) Von B. Lee, M. Uyehara, 104 S., 211 Abb., kart. ●

Kung-Fu 1
Legende · Philosophie · Grundtechniken (0891) Von Chr. Yim, 152 S., 401 s/w-Fotos, 2 s/w-Zeichnungen, kart. ●●

Kung-Fu und Tai-Chi
Grundlagen und Bewegungsabläufe. (0367) Von B. Tegner, 182 S., 370 s/w-Fotos, kart. ●●

Kung-Fu
Theorie und Praxis klassischer und moderner Stile. (0376) Von M. Pabst, 160 S., 330 Abb., kart. ●●

Bruce Lees Jeet Kune Do
(0440) Von B. Lee, 192 S., mit 105 eigenhändigen Zeichnungen von B. Lee, kart. ●●

Shaolin-Kempo – Kung-Fu
Chinesisches Karate im Drachenstil. (0395) Von R. Czerni, K. Konrad, 246 S., 723 Abb., kart. ●●

Kickboxen
Fitneßtraining und Wettkampfsport. (0795) Von G. Lemmens, 96 S., 208 s/w-Fotos, 23 Zeichnungen, kart. ●●

Ninja 1
Die Lehre der Schattenkämpfer. (0758) Von S.K. Hayes, übers. von J. Schmit, 144 S., 137 s/w-Fotos, kart. ●●

Ninja 2
Die Wege zum Shoshin (0763) Von S.K. Hayes, übers. von J. Schmit, 160 S., 309 s/w-Fotos, 2 Zeichnungen, kart. ●●

Ninja 3
Der Pfad des Togakure-Kämpfers. (0764) Von S.K. Hayes, übers. von J. Schmit, 144 S., 197 s/w-Fotos, 2 Zeichnungen, kart. ●●

Ninja 4
Das Vermächtnis der Schattenkämpfer. (0807) Von S.K. Hayes, übers. von J. Schmit, 196 S., 466 s/w-Fotos, kart. ●●

Ju-Jutsu als Wettkampf
(0826) Von G. Kulot, 168 S., 418 s/w-Fotos, 2 Zeichnungen, kart. ●●

Ju-Jutsu 1
Grundtechniken - Moderne Selbstverteidigung. (0276) Von W. Heim, F.J. Gresch, 164 S., 450 s/w-Fotos, 8 Zeichn., kart. ●

Ju-Jutsu 2
für Fortgeschrittene und Meister. (0378) Von W. Heim, F. J. Gresch, 160 S., 798 s/w-Fotos, kart. ●●

Ju-Jutsu 3
Spezial-, Gegen- und Weiterführungs-Techniken · Stockkampfkunst. (0485) Von W. Heim, F.J. Gresch, 200 S., über 600 s/w-Fotos, kart. ●●

Nunchaku
Waffe · Sport · Selbstverteidigung. (0373) Von A. Pflüger, 144 S., 247 Abb., kart. ●●

Shuriken · Tonfa · Sai
Stockwerfen und andere bewaffnete kampfsportarten aus Fernost. (0397) Von A. Schultz, 96 S., 253 s/w-Fotos, kart. ●●

Illustriertes Handbuch des Taekwondo
Koreanische Kampfkunst und Selbstverteidigung. (4053) Von K. Gil, 248 S., 1026 Abb., Pappband. ●●●

Taekwondo perfekt 1
Die Formenschule bis zum Blaugurt. (0890) Von K. Gil, Kim Chul-Hwan, 176 S., 439 s/w-Fotos, 107 Zeichnungen, kart. ●●

Taekwondo perfekt 2
Die Formenschule vom Blau- bis zum Schwarzgurt (0976) Von K. Gil, K. Chul-Hwan, 192 S., 461 s/w-Fotos, 112 Zeichnungen, kart. ●●

Taekwon-Do
Koreanischer Kampfsport. (0347) Von K. Gil, 152 S., 408 Abb., kart. ●●

Aikido
Lehren und Techniken des harmonischen Weges. (0537) Von R. Brand, 280 S., 697 Abb., kart. ●●

Hap Ki Do
Grundlagen und Techniken koreanischer Selbstverteidigung. (0379) Von Kim Sou Bong, 112 S., 153 Abb., kart. ●●

Dynamische Tritte
Grundlagen für den Zweikampf. (0438) Von C. Lee, 96 S., 398 s/w-Fotos, 10 Zeichnungen, kart. ●●

Selbstverteidigung
Abwehrtechniken für Sie und Ihn (0853) Von E. Deser, 96 S., 259 s/w-Fotos, kart. ●

Die Faszination athletischer Körper
Bodybuilding
mit Weltmeister Ralf Möller. (4281) Von R. Möller, 128 S., 169 Farbfotos, 14 s/w-Fotos, 1 Farbzeichn., Pappband. ●●●●

Die hier vorgestellten Bücher, Videokassetten und Software sind in folgende Preisgruppen unterteilt:

● Preisgruppe bis DM 10,–/S 79,–/Fr.10
●● Preisgruppe über DM 10,– bis DM 20,–
S 80,– bis S 160,–
Fr. 10,– bis Fr. 18,70

●●● Preisgruppe über DM 20,– bis DM 30,–
S 161,– bis S 240,–
Fr. 18,70 bis Fr. 27,70

●●●● Preisgruppe über DM 50,–/S 401,–/Fr.46,–

●●●● Preisgruppe über DM 30,– bis DM 50,–
S 241,– bis S 400,–
Fr. 27,70 bis Fr. 46,–

*(unverbindliche Preisempfehlung)

Die Preise entsprechen dem Status beim Druck dieses Verzeichnisses (s. Seite 1) – Änderungen, im besonderen der Preise, vorbehalten –

Falken-Verlag GmbH · Postfach 1120 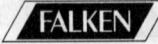 D-6272 Niedernhausen/Ts. · Tel.: 06127/7020

Bodyshaping · Bodybuilding
Mit Anja Albrecht zur Idealfigur. (4405) Von
A. Albrecht, 128 S., 164 Farbfotos,
4 s/w-Fotos, 1 Farb- und 1 s/w-Zeichnung,
Pappband. ●●●●

Ladyfitneß
Das neue Körperbewußtsein der Frau
Bodyshaping · Körperpflege · Ernährung ·
Entspannung
(4433) Von Prof. Dr. S. Starischka, B. Grabis,
D. von Gramm, G.W. Kienitz, ca. 128 S., ca.
113 Farbfotos, Pappband. ●●●

Bodybuilding für Frauen
Wege zu Ihrer Idealfigur (0661) Von H.
Schulz, 112 S., 84 s/w-Fotos, 4 Zeichnungen,
kart. ●●

Bodybuilding
Anleitung zum Muskel- und Konditions-
training für sie und ihn.
(0604) Von R. Smolana, 160 S., 171
s/w-Fotos, kart. ●

Muskeltraining mit Hanteln
Leistungssteigerung für Sport und Fitness.
(0676) Von H. Schulz, 104 S., 92 s/w-Fotos,
2 Zeichnungen, kart. ●

Hanteltraining zu Hause
(0800) Von W. Kieser, 80 S., 71 s/w-Fotos,
4 Zeichnungen, kart. ●

Leistungsfähiger durch Krafttraining
Eine Anleitung für Fitness-Sportler, Trainer
und Athleten (0617) Von W. Kieser, 96 S.,
20 s/w-Fotos, 62 Zeichnungen, kart. ●

Fit und gesund
Fitneßtraining und Bodybuilding zu Hause.
Trainingsprogramme für Ihr Wohlbefinden.
(0782) Von Prof. Dr. S. Starischka, 80 S.,
100 Farbfotos, 3 Zeichnungen, kart. ●●

Videokassette
Fit und gesund Körpertraining und
Bodybuilding für zu Hause
(6013) VHS, 30 Min., mit Begleitheft,
in Farbe. ●●●●*

Optimale Ernährung
für Krafttraining und Budybuilding.
(0912) Von B. Dahmen, 88 S., 8 Farbtafeln,
8 Zeichnungen, kart. ●●

Fit mit Bio-Training
für Kraft, Ausdauer und Schnelligkeit
(2310) Von L. Spitz, 112 S., 197 Farbfotos,
11 Farb- und 4 s/w-Zeichnungen, kart. ●●

Top-Form im Sport
Ernährungs-Training
Das Erfolgsprogramm für den Ausdauer-
sportler. (0945) Von M. Inzinger, Dipl.-Oec.
troph. G. Wagner, 160 S., 31 Farbzeichnungen, 16 Grafiken, kart. ●●

Gesund und fit durch **Konditionsübungen
und Wirbelsäulengymnastik**
(0844) Von R. Milser u. K. Grafe, 104 S.,
99 Farbfotos, 12 Farbzeichnungen, 5
s/w-Zeichnungen, kart. ●●

Fit mit Tai Chi
als sanfte Körpererfahrung (2305) Von B. u.
K. Moegling, 112 S., 121 Farbfotos, 6 Farb- u.
4 s/w-Zeichnungen, kart. ●●

Isometrisches Training
Übungen für Muskelkraft und Entspannung.
(0529) Von L. M. Kirsch, 140 S.,
162 s/w-Fotos, kart. ●●

Stretching
Mit Dehnungsgymnastik zu Entspannung.
Geschmeidigkeit und Wohlbefinden.
(0717) Von H. Schulz, 80 S., 90 s/w-Fotos,
kart. ●

Fit mit Stretching
(2304) Von B. Kurz, 96 S., 255 Farbfotos,
kart. ●●

Gesund und fit durch Gymnastik
(0366) Von H. Pilss-Samek, 132 S., 150 Abb.,
kart. ●

Fit und frisch
Gymnastik für die ganze Familie
(6501) Von G. Sieber, 104 S., 306 Farbfotos,
5 Farbzeichnungen, kart., mit Audiokassette,
Laufzeit 30 Min. ●●●

Fit mit Laufen
(2315) Von W. Sonntag, 96 S., 60 Farbfotos,
8 Farbzeichnungen, kart. ●●

Spaß am Laufen
Jogging für die Gesundheit. (0470) Von W.
Sonntag. 140 S., 41 s/w-Fotos, 1 Zeichnung,
kart. ●

Sportschießen
für jedermann. (0502) Von A. Kovacic,
124 S., 116 s/w-Fotos, kart. ●●

Fit mit Sportschießen
(2312) Von H. Gabelmann, ca. 112 S.,
ca. 100 Farbabbildungen, kart. ●●

Fechten
Florett · Degen · Säbel. (0449) Von E. Beck,
88 S., 185 Fotos, 10 Zeichnungen, kart. ●●

Fit mit Sportabzeichen
(2307) Von G. Hennige, 104 S., 107 Farbfotos, kart. ●●

ZDF Sportjahr '87
Rekorde, Siege, Schicksale, Ergebnisse,
Termine '88. (4290) Hrsg. von B. Heller,
192 S., 275 Farb- und 4 s/w-Fotos, kart. ●●

ZDF Sportjahr '88
Rekorde · Siege · Schicksale · Ergebnisse
Mit Olympischen Spielen und Fußball-EM
(4415) Hrsg. von B. Heller, 224 S., 239 Farbfotos, 1 s/w-Foto, kart. ●●●

Fit mit Fußball
(2309) Von H. Obermann, P. Walz, 112 S.,
47 Farbfotos, 18 Farb- und 25 s/w-Zeich-
nungen, kart. ●●

Handball
Technik · Taktik · Regeln. (0426) Von F. und P.
Hattig, 128 S., 91 s/w-Fotos, 121 Zeich-
nungen, kart. ●●

Volleyball
Technik · Taktik · Regeln. (0351) Von H.
Huhle, 104 S., 330 Abb., kart. ●

Fit mit Volleyball
(2302) Von Dr. A. Scherer, 104 S., 27 Farb-
und 1 s/w-Foto, 12 Farb- und 29 s/w-Zeich-
nungen, kart. ●●

Die neue Tennis-Praxis
Der individuelle Weg zu erfolgreichem Spiel.
(4097) Von R. Schönborn, 240 S., 202 Farbzeichnungen, 31 s/w-Abb., Pappband.
●●●●

Moderne Tennistechnik
Von G. Lam, 192 S., 339 s/w-Fotos,
91 Zeichnungen, kart. ●●●

Tennis
Technik · Taktik · Regeln. (0375) Von W. u. S.
Taferner, 112 S., 81 Abb., kart. ●

Erfolgreiche Tennis-Taktik
(4086) Von R. Ford Greene, übersetzt von
M.R. Fischer, 182 S., 87 Abb., kart. ●●

Tischtennis-Technik
Der individuelle Weg zu erfolgreichem Spiel.
(0775) Von M. Perger, 144 S., 296 Abb. kart.
●●

Badminton
Technik · Taktik · Training. (0699) Von K.
Fuchs, L. Sologub, 168 S., 51 Abb., kart., ●●

Squash
Ausrüstung · Technik · Regeln. (0539) Von D.
von Horn, H.-D. Stünitz, 96 S., 55 s/w-Fotos,
25 Zeichnungen, kart. ●

Fit mit Squash
(2311) Von P. Langhammer, R. Michna, 96 S.,
86 Farbfotos, 13 Farbzeichnungen, kart. ●●

Eishockey
Lauf- und Stocktechnik, Körperspiel, Taktik,
Ausrüstung und Regeln. (0414) Von J. Capla,
264 S., 548 s/w-Fotos, 163 Zeichnungen,
kart. ●●

Golf
Ausrüstung und Technik. (0343) Von J.C.
Jessop, übersetzt von H. Biemer, mit einem
Vorwort von H. Krings, Präsident des Deut-
schen Golf-Verbandes, 96 S., 57 Abb.,
Anhang Golfregeln des DGV, kart. ●●

Pool-Billard
(0484) Herausgegeben vom Deutschen
Pool-Billard-Bund. Von M. Bach, K.-W. Kühn,
104 S., 64 Abb., kart. ●

Tanzen überall
Discofox, Rock'n Roll, Blues, Langsamer
Walzer, Cha-Cha-Cha zum Selberlernen.
(0760) Von H.M. Pritzer, 112 S., 128 Farbfotos, kart. ●●

Tanzstunde
Das Welttanzprogramm leicht gelernt
(4409) Von G. Hädrich, 164 S., 489
s/w-Fotos, 63 Zeichnungen, Pappband. ●●●

Wir lernen tanzen
Standard- und lateinamerikanische Tänze.
(0200) Von E. Fern, 168 S., 118 s/w-Fotos,
47 Zeichnungen, kart. ●

Fit mit Tanzen
(2303) Von K. Richter, H. Kleinow, 88 S.,
94 Farbfotos, kart. ●●

Dancing
Moderne Discotänze: mit Mambo und Salsa
(0977) Von B. und F. Weber, 96 S.,
207 s/w-Fotos, kart. ●●

Dirty Dancing
Step by Step leicht gelernt
(0992) Von D. Glück, G. Teusen, 80 S:,
140 Farbfotos, kart. ●●

So tanzt man Rock'n Roll
Grundschritte · Figuren · Akrobatik.
(0573) Von W. Steuer und G. Marz, 224 S.,
303 Abb., kart. ●●

Anmutig und fit durch
Bauchtanz
(0911) Von Marta, 120 S., 229 Farbfotos,
6 s/w-Zeichnungen, kart. ●●

Sporttauchen
Theorie und Praxis des Gerätetauchens.
(0647) Von S. Mußig, 144 S., 8 Farbtafeln,
35 s/w-Fotos, 89 Zeichnungen, kart. ●●

Falken-Verlag GmbH · Postfach 1120 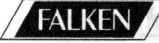 **D-6272 Niedernhausen/Ts. · Tel.: 0 6127/70 20**

Sportfischen
Fische · Geräte · Techniken. (0324) Von H. Oppel, 144 S., 49 s/w-Fotos, 8 Farbt., kart. ●
Angeln
Kleine Fibel für den Sportfischer. (0198) Von E. Bondick, 80 S., 4 Farbt., 116 Abb., kart. ●
Falken-Handbuch
Angeln
in Binnengewässern und im Meer. (4090) Von H. Oppel, 344 S., 24 Farbtafeln, 66 s/w-Fotos, 151 Zeichn., gebunden. ●●●●
Funboard-Surfen
Material · Technik · Regatten · Internationale Reviere. (4297) Von J. Evans, 144 S., 106 Farbfotos, 9 Farbzeichnungen, 68 zweifarbige und 5 s/w-Zeichnungen, kart. ●●●
Fibel für Kegelfreunde
Sport- und Freizeitkegeln · Bowling. (0191) Von G. Bocsai, 72 S., 62 Abb., kart. ●
Fit mit Kegeln
(2301) Von G. Gromann, 96 S., 51 Farbfotos, 50 Farb- und 4 s/w-Zeichnungen, kart. ●●
Beliebte und neue Kegelspiele
(0271) Von H. Regulski, 92 S., 62 Abb., kart. ●
111 spannende Kegelspiele
(2031) Von H. Regulski, 80 S., 53 Zeichnungen, kart. ●

Schach

Einführung in das Schachspiel
(0104) Von W. Wollenschläger und K. Colditz, 112 S., 116 Diagramme, kart. ●
Falken-Handbuch
Schach
(4051) Von T. Schuster, 360 S., über 340 Diagramme, gebunden. ●●●●
Spielend Schach lernen
(2002) Von T. Schuster, 96 S., kart. ●
Kinder- und Jugendschach
Offizielles Lehrbuch des Deutschen Schachbundes zur Erringung der Bauern-, Turmund Königsdiplome. (0561) Von B.J. Withuis, H. Pfleger, 144 S., 220 Zeichnungen und Diagramme, kart. ●●
**Zug um Zug
Schach für Jedermann 1**
Offizielles Lehrbuch des Deutschen Schachbundes zur Erringung des Bauerndiploms. (0648) Von H. Pfleger, E. Kurz, 80 S., 24 s/w-Fotos, 8 Zeichn., 60 Diagramme, kart. ●
FALKEN-Software
**Zug um Zug
Schach für Jedermann 1**
(7015) Wendediskette für C 64/C 128 PC, mit Begleitheft. ●●●●*
(7005) Wendediskette für Atari ST 520/1040, mit Begleitheft. ●●●●*
**Zug um Zug
Schach für Jedermann 2**
Offizielles Lehrbuch des Deutschen Schachbundes zur Erringung des Turmdiploms. (0659) Von H. Pfleger, E. Kurz, 128 S., 7 s/w-Fotos, 13 Zeichnungen, 78 Diagramme, kart. ●

**Zug um Zug
Schach für Jedermann 3**
Offizielles Lehrbuch des Deutschen Schachbundes zur Erringung des Königdiploms. (0728) Von H. Pfleger, G. Treppner, 128 S., 4 s/w-Fotos, 84 Diagramme, 10 Zeichnungen, kart. ●
Schach für Fortgeschrittene
Taktik und Probleme des Schachspiels. (0219) Von R. Teschner, 88 S., 85 Diagramme, kart. ●
Neue Schacheröffnungen
(0478) Von T. Schuster 104 S., 100 Diagramme, kart. ●
Lehr-, Übungs- und Testbuch der Schachkombinationen
(0649) Von K. Colditz, 184 S., 227 Diagramme, kart. ●●
**Die hohe Schule der
Schachkombinationen**
(0920) Von W. Golz, P. Keres, 272 S., 322 Diagramme, kart. ●●
Schwerfiguren greifen ein
(0979) Von J. Damski, 184 S., 244 Diagramme, Pappband. ●●
Offizielles Lehrbuch des Deutschen Schachbundes
Das systematische Schachtraining
Trainingsmethoden, Strategien und Kombinationen. (0857) Von Sergiu Samarian, 152 S., 159 Diagramme, 1 Zeichn., kart. ●●
Taktische Schachendspiele
(0752) Von J. Nunn, 208 S., 152 Diagramme, kart. ●●
Schachstrategie
Ein Intensivkurs mit Übungen und ausführlichen Lösungen. (0584) Von A. Koblenz, dt. Bearb. von K. Colditz, 212 S., 240 Diagramme, kart. ●●
Schachtraining mit den Großmeistern
(0670) Von H. Bouwmeester, 128 S., 90 Diagramme, kart. ●●
Die besten Partien deutscher Schachgroßmeister
(4121) Von H. Pfleger, 192 S., 29 s/w-Fotos, 89 Diagramme, Pappband. ●●●
So denkt eine Schachmeister
Strategische und taktische Analysen. (0915) Von H. Pfleger, G. Treppner, 120 S., 75 Diagramme, kart. ●●
Schach als Kampf
Meine Spiele und mein Weg. (0729) Von G. Kasparow, 144 S., 95 Diagramme, 9 s/w-Fotos, kart. ●●
Schach WM '87
Kasparow/Karpow
(0910) Von H. Pfleger, O. Borik, M. Kipp-Thomas, 136 S., 36 s/w-Fotos, 96 Diagr., kart. ●●
Helmut Pflegers
Schachkabinett
Amüsante Aufgaben – überraschende Lösungen. (0877) Von H. Pfleger, 160 S., 118 Diagramme, kart. ●●
Schach mit dem Computer
(0747) Von D. Frickenschmidt, 140 S., 112 Diagramme, 29 s/w-Fotos, 5 Zeichnungen, kart. ●●

FALKEN-Software
Das komplette Schachprogramm
Spielen, Trainieren, Problemlösen mit dem Computer. (7006) Von J. Egger, Diskette für C 64, C 128 PC, mit Begleitheft. ●●●●●*

Mensch und Gesundheit

Sexualberatung
(0402) Von Dr. M. Röhl, 168 S., 8 Farbtafeln, 17 Zeichnungen, Pappband. ●●
Der moderne Ratgeber
Wir werden Eltern
Schwangerschaft · Geburt · Erziehung des Kleinkindes. (4269) Von B. Nees-Delaval, 376 S., 335 2-farbige Abb., Pappband. ●●●●
Wenn Sie ein Kind bekommen
(4003) Von U. Klamroth, Dr. med. H. Oster, 240 S., 86 s/w-Fotos, 30 Zeichn., kart. ●●●
Wenn der Mensch zum Vater wird
Ein heiter-besinnlicher Ratgeber. (4259) Von D. Zimmer, 160 S., 20 Zeichnungen, Pappband. ●●
Vorbereitung auf die Geburt und
Schwangerschaftsgymnastik
Atmung, Rückbildungsgymnastik. (0251) Von s. Buchholz, 112, S., 98 s/w-Fotos, kart. ●
Yoga für Schwangere
Der Weg zur sanften Geburt. (0777) Von V. Bolesta-Hahn, 112 S., 76 zweifarbige Abb., kart. ●
Die Kunst des Stillens
nach neuesten Erkenntnissen (0701) Von Prof. Dr. med. E. Schmidt, S. Brunn, 112 S., 20 Fotos und Zeichnungen, kart. ●
Das Babybuch
Pflege · Ernährung · Entwicklung. (0531) Von A. Burkert, 128 S., 16 Farbtafeln, 38 s/w-Fotos, 30 Zeichnungen, kart. ●●
Wenn Kinder krank werden
Medizinischer Ratgeber für Eltern. (4240) Von Dr. med. I.J. Chasnoff, B. Nees-Delaval, 232 S., 163 Zeichn., Pbd.. ●●●
Erkennen Sie sich selbst.
Psycho-Tests
(0710) Von B.M. Nash, R.B. Monchick, übers. v. J. Schiessmann, 304 S., 81 Zeichn., kart. ●●
FALKEN-Software
Ego-Tests
Sich und andere besser erkennen und verstehen. (7012) Diskette für IBM PC kompatible (MS DOS) mit Begleitheft. ●●●●●*
Bildatlas des menschlichen Körpers
(4177) Von G. Pogliani, V. Vannini, 112 S., 402 Farbabb. 28 s/w-Fotos, Pappband. ●●●
Dr. Reitners großes Gesundheitslexikon
Mit über 5000 Stichwörtern. (4282) Von Dr. med. H.-J. Lewitzka-Reitner, in Zusammenarbeit mit P. Janknecht und U. Kannapinn, 504 S., 424 s/w-Abbildungen, Pappband. ●●

Die hier vorgestellten Bücher, Videokassetten und Software sind in folgende Preisgruppen unterteilt:

● Preisgruppe bis DM 10,–/S 79,–/Fr.10   ●●● Preisgruppe über DM 20,– bis DM 30,–   ●●●● Preisgruppe über DM 30,– bis DM 50,–
●● Preisgruppe über DM 10,– bis DM 20,–   S 161,– bis S 240,–   S 241,– bis S 400,–
S 80,– bis S 160,–   Fr. 18,70 bis Fr. 27,70   Fr. 27,70 bis Fr. 46,–
Fr. 10,– bis Fr. 18,70   ●●●●● Preisgruppe über DM 50,–/S 401,–/Fr.46,–   *(unverbindliche Preisempfehlung)
Die Preise entsprechen dem Status beim Druck dieses Verzeichnisses (s. Seite 1) – Änderungen, im besonderen der Preise, vorbehalten –

 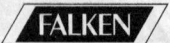

Das moderne Hausbuch der Naturheilkunde
Neueste Erkenntnisse der Ganzheitsmedizin von Akupressur bis Zelltherapie
(4403) Von G. Leibold, 448 S., 263 Farbzeichn., 15 s/w-Fotos, Pappband. ●●●●●

Pillenpreise unverblümt
Rezeptfreie Medikamente:
Medizinische Grundlagen · Wirkungen · Risiken · Preisübersicht
(4426) Von Dr. rer.nat. K. Mayer, 248 S., franz. Broschur. ●●●

Ratgeber Aids
Entstehung, Ansteckung, Krankheitsbilder, Heilungschancen, Schutzmaßnahmen.
(0803) Von B. Baartman, Vorwort von Dr. med. H. Jäger, 112 S., 8 Farbtafeln, 4 Grafiken, kart. ●●

Nahrungsmittelallergien
So ernähren Sie sich richtig!
(0913) Von Priv-Doz.Dr.med.habil. J. von Mayenburg, Prof. Dr. med. Dr. phil. S. Borelli, E. Polster, 136 S., kart. ●●

Diabetes
Krankheitsbild, Therapie, Kontrollen, Schwangerschaft, Sport, Urlaub, Alltagsprobleme, Neueste Erkenntnisse der Diabetesforschung. (0895) Von Dr. med. H.J. Krönke, 120 S., 4 Farbtafeln, 14 s/w-Fotos, 13 s/w-Zeichnungen, kart. ●

Darmleiden
Krankheitsbilder, Behandlung, Selbstbehandlung, Richtige Lebensführung und Ernährung. (0798) Von Dr. med. K. Steffens, 112 S., 46 Zeichnungen, kart. ●

Rheuma und Gicht
Krankheitsbilder, Behandlung, Therapieverfahren, Selbstbehandlung. Richtige Lebensführung und Ernährung. (0712) Von Dr. J. Höder, J. Bandick, 104 S., kart. ●

Asthma
Pseudokrupp, Bronchitis und Lungenemphysem. (0778) Von Prof. Dr. med. W. Schmidt, 120 S., 56 Zeichnungen, kart. ●

Krampfadern
Ursachen, Vorbeugung, Selbstbehandlung, Therapieverfahren. (0727) Von Dr. med. K. Steffens, 96 S., 38 Abb., kart. ●

Gallenleiden
Krankheitsbilder, Behandlung, Therapieverfahren, Selbstbehandlung. Richtige Lebensführung und Ernährung. (0673) Von Dr. med. K. Steffens, 104 S., 34 Zeichnungen, kart. ●

Gesundheit durch altbewährte Kräuterrezepte und Hausmittel aus der
Natur-Apotheke
(4156) Von G. Leibold, 236 S., 8 Farbtafeln, 100 Zeichnungen, kart. ●●

Falken-Handbuch **Heilkräuter**
Modernes Handbuch der Pflanzen und Anwendungen (4076) Von G. Leibold, 392 S., 183 Farbfotos, 22 Zeichnungen, geb. ●●●●

Heiltees und Kräuter für die Gesundheit
(4123) Von G. Leibold, 136 S., 15 Farbtafeln, 16 Zeichnungen, kart. ●●

Aus dem Schatz der Naturmedizin
Heilkräuterkuren
(4268) Von Dr. med. E. Rauch, Dr. rer. nat. P. Kruletz, 144 S., 49 Zeichnungen, kart. ●

Fastenkuren
Wege zur gesunden Lebensführung. Rezepte und Tips für die Nachfastenzeit. Kurzfasten · Saftfastenkuren · Fastenschalttage · Heilfasten. (4248) Von Ha. A. Mehler, H. Keppler, 144 S., 16 s/w-Fotos, 9 Zeichn., Pbd. ●●●

Massagetechniken und Heilanzeigen
Reflexzonentherapie
(4404) Von G. Leibold, 128 S., 53 Farbzeichnungen, Pappband. ●●●

Kneippkuren zu Hause
(0779) Von G. Leibold, 112 S., 25 Zeichnungen, kart. ●

Massage
(0750) Von B. Rumpler, K. Schutt, 112 S., 116 zweifarbige Zeichnungen, kart. ●●

Besser sehen durch Augentraining
Ein Gesundheitsprogramm zur Verbesserung des Sehvermögens. (0914) Von K. Schutt, B. Rumpler, 96 S., 32 s/w-Zeichnungen, kart. ●

Krebsangst und Krebs behandeln
Mit einem Vorwort von Prof. Dr. med. Friedrich Douwes. (0839) Von G. Leibold, 104 S., kart. ●

Hypnose und Autosuggestion
Methoden - Heilwirkungen - praktische Beispiele. (0483) Von G. Leibold, 120 S., 9 Illustrationen, kart. ●

Akupressur zur Eigenbehandlung
(0417) Von G. Leibold, 152 S., 78 Abb., kart. ●

Enzyme
Vitalstoffe für die Gesundheit.
(0677) Von G. Leibold, 96 S., kart. ●

Fußsohlenmassage
Heilanzeigen · Technik · Selbsthilfe.
(0714) Von G. Leibold, 96 S., 38 Zeichnungen, kart. ●

Rheuma behandeln und lindern
Mit einem Vorwort von Dr. med. Max-Otto-Bruker. (0836) Von G. Leibold, 96 S., kart. ●

Heilfasten
(0713) Von G. Leibold, 96 S., kart. ●

Besser leben durch Fasten
(0841) Von G. Leibold, 96 S., kart. ●

Die echte Schroth-Kur
(0797) Von Dr. med. R. Schroth, 88 S., 2 s/w-Fotos, kart. ●

Allergien behandeln und lindern
Mit einem Vorwort von Prof. Dr. med. Axel Stemmann. (0840) Von G. Leibold, 96 S., 4 Zeichnungen, kart. ●

Streß bewältigen durch Entspannung
(0834) Von Dr. med. Chr. Schenk, 88 S., 29 Zeichnungen, kart. ●

Autogenes-Training
Anwendung - Heilwirkungen · Methoden.
(0541) Von R. Faller, 112 S., 3 Zeich., kart. ●

Chinesische Naturheilverfahren
Selbstbehandlung mit bewährten Methoden der physikalischen Therapie. Atemtherapie · Heilgymnastik · Selbstmassage · Vorbeugen · Behandeln · Entspannen (4247) Von F.T. Lie, 160 S., 292 zweifarbige Zeichnungen, Pappband. ●●●

Chinesisches Schattenboxen
Tai-Ji-Quan
für geistige und körperliche Harmonie.
(0850) Von F. T. Lie, 120 S., 221 s/w-Fotos, 9 s/w-Zeichnungen, Beilage: 1 s/w-Poster mit zahlreichen Abbildungen, kart. ●●

Fit mit Tai Chi
als sanfte Körpererfahrung
(2305) Von B. und K. Moegling, 112 S., 121 Farbfotos, 6 Farbzeichnungen, kart. ●●

Bauch, Taille und Hüfte gezielt formen durch
Aktiv-Yoga
(0709) Von K. Zebroff, 112 S., 102 Farbfotos, kart. ●●

Yoga für Jeden
(0341) Von K. Zebroff. 156 S., 135 Abb., Spiralbindung. ●●●

Yoga gegen Haltungsschäden und Rückenschmerzen
(0394) Von A. Raab, 104 S., 215 Abb., kart. ●

Chinesische Punktmassage **Akupressur**
(4419) Von F.T. Lie, 192 S., 332 zweifarbige Abb., Pappband. ●●●

Shiatsu-Massage
Hormonisierung der Energieströme im Körper. (0615) Von G. Leibold, 196 S., 180 Abb., kart. ●●

Kochen für Diabetiker
Gesund und schmackhaft für die ganze Familie. (4132) Von M. Toeller, W. Schumacher, A. C. Groote, 224 S., 109 Farbfotos, 94 Zeichnungen, Pappband. ●●●

Neue Rezepte für Diabetiker-Diät
Vollwertig - abwechslungsreich - kalorienarm. (0418) Von M. Oehlrich, 96 S., 8 Farbtafeln, kart. ●

Diät bei Störungen des Fettstoffwechsels und zur Vorbeugung der Arteriosklerose
Rezeptteil von B. Zöllner. (3208) Von Prof. Dr. med. G. Wolfram und Dr. med. O. Adam, 104 S., 4 Farbtafeln, kart. ●●

Diät bei Darmkrankheiten
Durchfall - Divertikulose, Reizdarm und Darmträgheit - einheimische Sprue (Zöllakie) - Disaccharidasemangel - Dünndarmresektion - Dumping Syndrom. Rezeptteil von B. Zöllner. (3211) Von Prof. Dr. med. G. Strohmeyer, 88 S., 4 Farbtafeln, kart. ●●

Ballaststoffreiche Kost bei Funktionsstörungen des Darms
Rezeptteil von B. Zöllner. (3212) Von Prof. Dr. med. H. Kasper, 96 S., 34 Farbfotos, 1 s/w-Fotos, kart. ●●

Diät bei Krankheiten des Magens und Zwölffingerdarms
Rezeptteil von B. Zöllner. (3201) Von Prof. Dr. med. H. Kaess, 96 S., 35 Farbfotos, 1 s/w-Zeichnung, kart. ●●

Diät bei Krankheiten der Gallenblase, Leber und Bauchspeicheldrüse
Rezeptteil von B. Zöllner. (3207) Von Prof. Dr. med. H. Kasper, 88 S., 4 Farbtafeln, kart. ●●

Diät bei Übergewicht
Rezeptteil von B. Zöllner. (3209) Von Prof. Dr. med. Ch. Keller, 104 S., 42 Farbfotos, 3 s/w-Zeichnungen, kart. ●●

Diät bei Gicht und Harnsäuresteinen
Rezeptteil von B. Zöllner. (3205) Von Prof. Dr. med. N. Zöllner, 80 S., 4 Farbtafeln, kart. ●●

Diät bei Herzkrankheiten und Bluthochdruck
Rezeptteil von B. Zöllner. (3202) Von Prof. Dr. med. H. Rottka, 92 S., 4 Farbtafeln, kart. ●●

Diät bei Erkrankungen der Nieren, Harnwege und bei Dialysebehandlung
Rezeptteil von B. Zöllner. (3203) Von Prof. Dr. med. Dr. h. c. H. J. Sarre und Prof Dr. med. R. Kluthe, 96 S., 33 Farbfotos, 1 s/w-Zeichnung, kart. ●●

Richtige Ernährung wenn man älter wird
Rezeptteil von B. Zöllner. (3204) Von Prof Dr. med. H.-J. Pusch. 96 S., 36 Farbfotos und 3 s/w-Zeichnungen, kart. ●●

Diät bei Zuckerkrankheit
Rezeptteil von B. Zöllner. (3206) Von Prof. Dr. med. P. Dieterle, 112 S., 42 Farbfotos, 4 vierfarbige Vignetten, 1 s/w-Zeichnung, kart. ●●

Garten, Tiere, Umwelt

Garten heute
Der moderne Ratgeber · Über 1000 Farbbilder. (4283) Von H. Jantra, 384 S., über 1000 Farbabb., Pappband. ●●●●

Blütenpracht in Haus und Garten
Der große praktische Ratgeber mit über 1000 farbigen Abb. (4145) Von M. Haberer, u.a. 352 S., 1012 Farbfotos, Pbd. ●●●●

Die offizielle Sonderausgabe zur BUGA Frankfurt '89
Das Gartenjahr
Arbeitspläne und Pflanzenporträts (4434) Von Dr. G. Schoser, 120 S., 146 Farbfotos, 187 Zeichnungen, 13 Tabellen, kart. ●

Blütenpracht aus winterharten Blumenzwiebeln
(0772) Von H. Lass, 112 S., 120 Farbfotos und Zeichungen, kart. ●●

Erfolgstips für den Obstgarten
Gesunde Früchte durch richtige Sortenwahl und Pflege. (0827) Von F. Mühl, 184 S., 16 Farbtafeln, 33 Zeichnungen, kart. ●●

Erfolgstips für den Gemüsegarten
Mit naturgemäßem Anbau zu höherem Ertrag. (0674) Von F. Mühl, 80 S., 30 s/w-Fotos, 4 Zeichnungen, kart. ●

Mischkultur im Nutzgarten
Mit Jahreskalender und Anbauplänen. (0651) Von H. Oppel, 112 S., 8 Farbtafeln, 23 s/w-Fotos, 29 Zeichnungen, kart. ●

Mein Kräutergarten rund ums Jahr
Täglich schnittfrisch und gesund würzen. (4192) Von Prof. Dr. G. Lysek, 136 S., 15 Farbtafeln, 91 Zeichnungen, kart. ●●

Selbstversorgung aus dem eigenen Anbau
Reichen Erntesegen verwerten und haltbar machen. (4182) Von M. Bustorf-Hirsch, M. Hirsch, 216 S., 270 Zeichn., Pappband. ●●●

Der richtige Schnitt von Obst- und Ziergehölzen, Rosen und Hecken
(0619) Von E. Zettl, 88 S., 8 Farbtafeln, 39 Zeichnungen, 21 s/w-Fotos, kart. ●

Erfolgstips für den Ziergarten
Schmuckpflanzen und Rasen richtig pflegen. (0930) Von F. Mühl, 156 S., 12 Farbtafeln, 26 s/w-Zeichnungen, kart. ●●

Erfolgreich gärtnern mit Frühbeet und Folie
(0828) Von Dr. Gustav Schoser, 88 S., 8 Farbtafeln, 46 s/w-Fotos, kart. ●

Das Bio-Gartenjahr
Arbeitsplan für naturgemäßes Gärtnern. (4169) Von N. Jorek, 128 S., 8 Farbtafeln, 70 s/w-Abb., kart. ●●

Erfolgreich gärtnern
durch naturgemäßen Anbau (4252) Von I. Gabriel, 416 S., 176 Farbfotos, 212 Farbzeichnungen, Pappband. ●●●

Leben im Naturgarten
Der Biogärtner und seine gesunde Umwelt. (4124) Von N. Jorek, 128 S., 68 s/w-Fotos, kart. ●●

Aktion Garten ohne Gift
Gesunde Umwelt durch natürlichen Pflanzenschutz
Ein Praxis-Handbuch von E. Hoplitschek u. B.M. Tegethoff. (4425) 176 S., 250 Farbfotos, 36 Farb- und 29 s/w-Zeichn., Pbd. ●●●

So wird mein Garten zum Biogarten
Alles über die Umstellung auf naturgemäßen Anbau. (0706) Von I. Gabriel, 128 S., 73 Farbfotos, 54 Farbzeichnungen, kart. ●●

Neuanlage eines Biogartens
Planung, Bodenvorbereitung, Gestaltung. (0721) Von I. Gabriel, 128 S., 73 Farbfotos, 39 Zeichnungen, kart. ●●

Gesunde Pflanzen im Biogarten
Biologische Maßnahmen bei Schädlingsbefall und Pflanzenkrankheiten. (0707) Von I. Gabriel, 128 S., 126 Farbfotos, kart. ●●

Obst und Beeren im Biogarten
Gesunde und schmackhafte Früchte durch natürlichen Anbau. (0780) Von I. Gabriel, 128 S., 109 Farbabb., kart. ●●

Gemüse im Biogarten
Gesunde Ernte durch natürlichen Anbau (0830) Von I. Gabriel, 128 S., 26 Farbfotos, 86 Farbzeichnungen, kart. ●●

Kräuter und Heilpflanzen im Biogarten
Gesunde Ernte durch natürlichen Anbau. (0929) Von I. Gabriel, 112 S., 63 Farbfotos, 19 Farbzeichnungen, kart. ●●

Der biologische Zier- und Wohngarten
Planen, Vorbereiten, Bepflanzen und Pflegen. (0748) Von I. Gabriel, 128 S., 72 Farbfotos, 46 Farbzeichnungen, kart. ●●

Kosmische Einflüsse auf unsere Gartenpflanzen
Sterne beeinflussen Wachstum und Gesundheit der Pflanzen. (0708) Von I. Gabriel, 112 S., 100 Farbabb., kart. ●●

Der Biogarten unter Glas und Folie
Ganzjährig erfolgreich ernten. (0722) Von I. Gabriel, 128 S., 107 Farbabb., kart. ●●

Speisepilze aus eigener Zucht
Anbau · Pflege · Zubereitung
(0909) Von U. Groos, 72 S., 8 Farbtafeln, 16 s/w-Zeichnungen, kart. ●

Falken-Handbuch Pilze
Mit über 250 Farbfotos und Rezepten. (4061) Von M. Knoop, 276 S., 250 Farbfotos, Pappband. ●●●●

Blütenpracht auf Balkon und Terrasse
(0928) Von M. Haberer, 88 S., 139 Farbfotos, kart. ●●

Gemüse, Kräuter, Obst aus dem Balkongarten
- Erfolgreich ernten auf kleinstem Raum. (0694) Von S. Stein, 32 S., 34 Farbfotos, 6 Zeichnungen, Spiralbindung, kart. ●

Das offizielle BUGA-Buch Kleingärten
Planen · Anlegen · Pflegen
(1015) Von H. Jantra, 88 S., 123 Farbfotos, 1 s/w-Foto, 14 Farbzeichnungen, kart. ●●

Das offizielle BUGA-Buch Reihenhausgärten
Planen · Anlegen · Pflegen
(1016) Von H. Jantra, 104 S., 134 Farbfotos, 45 Farbzeichnungen, kart. ●●

Gartenteiche und Wasserspiele
planen, anlegen und pflegen
(4083) Von H. Sikora, 31 Farb- und 31 s/w-Fotos, 73 Zeichnungen, Pappband. ●●●

Wasser im Garten
Von der Vogeltränke zum Naturteich · Natürliche Lebensräume selbst gestalten. (4230) Von H. Hendel, P. Keßeler, 240 S., 315 Farbabb., 11 s/w-Fotos, Pappband. ●●●●●

Mein kleiner Gartenteich
planen – anlegen – pflegen
(0851) Von I. Polascheck, 144 S., 108 Farbabb., 6 s/w-Zeichnungen, kart. ●●

Häuser in lebendigem Grün
Fassaden und Dächer mit Pflanzen gestalten. (0846) Von U. Mehl, K. Werk, 88 S., 116 Farbfotos, 4 Farb-und 17 s/w-Zeichn., kart. ●●

Wintergärten
Das Erlebnis, mit der Natur zu wohnen. Planen, Bauen und Gestalten. (4256) Von LOG ID, 136 S., 130 Farbfotos, 107 Zeichnungen, Pappband. ●●●●

Rund ums Jahr erfolgreich gärtnern
Gewächshäuser
planen · bauen · einrichten · nutzen. (4408) Von Dr. G. Schoser, J. Wolff, 232 S., 368 Farbabb., 5 s/w-Fotos, Pappband. ●●●●●

Ziergräser
Über 100 Arten erfolgreich kultivieren. (0829) Von H. Jantra, 104 S., 73 Farbfotos, 6 Farbzeichnungen, kart. ●●

Das moderne Handbuch
Zimmerpflanzen
(4416) Von H. Jantra, 304 S., 766 Farbund 19 s/w-Zeichn., Pappband. ●●●●

365 Erfolgstips für schöne Zimmerpflanzen
(0893) Von H. Jantra, 144 S., 215 Farbfotos, kart. ●●

Prof. Stelzers grüne Sprechstunde
Gesunde Zimmerpflanzen
Krankheiten erkennen und behandeln · Mit neuem Diagnosesystem. (4274) Von Prof. Dr. G. Stelzer, 192 S., 410 Farbfotos, 10 s/w-Zeichnungen, Pappband. ●●●●

Biologisch zimmergärtnern
Zier- und Nutzpflanzen natürlich pflegen. (4144) Von N. Jorek, 152 S., 15 Farbfotos, 120 s/w-Fotos, Pappband. ●●

Videokassette
Pflanzenjournal
Blumen- und Pflanzenpflege im Jahreslauf. (6036) VHS, 30 Min., in Farbe, mit Begleitheft. ●●●●*

Die hier vorgestellten Bücher, Videokassetten und Software sind in folgende Preisgruppen unterteilt:

●   Preisgruppe bis   DM 10,–/S 79,–/Fr.10
●● Preisgruppe über DM 10,– bis DM 20,–
                S 80,– bis S 160,–
                Fr. 10,– bis Fr. 18,70

●●● Preisgruppe über DM 20,– bis DM 30,–
             S 161,– bis S 240,–
             Fr. 18,70 bis Fr. 27,70
●●●●● Preisgruppe über DM 50,–/S 401,–/Fr.46,–

●●●● Preisgruppe über DM 30,– bis DM 50,–
              S 241,– bis S 400,–
             Fr. 27,70 bis Fr. 46,–
*(unverbindliche Preisempfehlung)

Die Preise entsprechen dem Status beim Druck dieses Verzeichnisses (s. Seite 1) – Änderungen, im besonderen der Preise, vorbehalten –

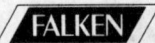

Falken-Verlag GmbH · Postfach 1120   FALKEN   D-6272 Niedernhausen/Ts. · Tel.: 0 61 27/70 20

Hydrokultur
Pflanzen ohne Erde - mühelos gepflegt
(0944) Von H.-A. Rotter, 144 S., 167 Farbfotos, 13 Farbzeichnungen, kart. ●●
Zimmerpflanzen in Hydrokultur
Leitfaden für problemlose Blumenpflege.
(0660) Von H.-A. Rotter, 32 S., 76 Farbfotos,
8 farbige Zeichn., Pappband. ●
Bonsai
Japanische Miniaturbäume und Miniatur-
landschaften. Anzucht, Gestaltung und
Pflege. (4091) Von B. Lesniewicz, 160 S.,
106 Farbfotos, 46 s/w-Fotos, 115 Zeichnungen, gebunden. ●●●●●
Keime, Sprossen, Küchenkräuter
am Fenster ziehen - rund ums Jahr.
(0658) Von F. und H. Jantzen, 32 S., 55 Farbfotos, Pappband. ●
Falken-Handbuch Orchideen
Lebensraum, Kultur, Anzucht und Pflege.
(4231) Von G. Schoser, 144 S., 121 Farbfotos,
28 Farbzeichnungen, Pappband. ●●●
Fibel für Kakteenfreunde
(0199) Von H. Herold, 102 S., 23 Farbfotos,
37 s/w-Abb., kart. ●
Kakteen und andere Sukkulenten
300 Arten mit über 500 Farbfotos.
(4116) Von G. Andersohn, 316 S., 520 Farbfotos, 193 Zeichnungen, Pappband. ●●●●
Grzimek Juniors
BUNTE TIERWELT
(4295) Von Chr. Grzimek, 208 S., 308 Farbfotos, Pappband. ●●●
Falken-Handbuch Hunde
(4118) Von H. Bielfeld, 176 S., 222 Farb- und
73 s/w-Abb., Pappband. ●●●●
Das neue Hundebuch
Rassen · Aufzucht · Pflege.
(0009) Von W. Busack, überarbeitet von Dr.
med. vet. A. H. Hacker und H. Bielfeld, 112 S.,
8 Farbt., 27 s/w-Fotos, 6 Zeichn., kart. ●
Dackel, Teckel, Dachshund
Aufzucht · Pflege · Ausbildung.
(0508) Von M. Wein-Gysae, 112 S., 4 Farb-
tafeln, 43 s/w-Fotos, 2 Zeichnungen, kart. ●
Falken-Handbuch
Der Deutsche Schäferhund
(4077) Von U. Förster, 228 S., 160 Abb.,
Pappband.●●●
Hundeausbildung
Verhalten – Gehorsam– Ausbildung.
(0346) Von Prof. Dr. R. Menzel, 88 S.,
19 Fotos, kart. ●
Grundausbildung für Gebrauchshunde
Schäferhund, Boxer, Rottweiler, Dobermann,
Riesenschnauzer, Airedaleterrier, Hovawart
und Bouvier. (0801) Von M. Schmidt und W.
Koch, 104 S., 8 Farbtafeln, 51 s/w-Fotos,
5 s/w-Zeichnungen, kart. ●
Der Deutsche Schäferhund
Aufzucht, Pflege und Ausbildung. (0073) Von
A. Hacker, 104 S., 56 Abb., kart. ●
Alles über junge Hunde
(0863) Von Dr. med. vet. E.M. Bartenschlager, 64 S., 49 Farbfotos, 6 Zeichnungen,
kart. ●
Richtige Hundeernährung
(0811) Von Dr. med. vet. E.M. Bartenschlager,
80 S., 51 Farbfotos, 4 Farbzeichn., kart. ●

Hundekrankheiten
Erkennung und Behandlung, Steuerung des
Sexualverhaltens. (0570) Von Dr. med.vet.
R. Spangenberg, 128 S., 68 s/w- Fotos,
10 Zeichnungen, kart. ●
Falken-Handbuch Katzen
(4158) Von B. Gerber, 176 S., 294 Farb- und
88 s/w-Fotos, Pappband. ●●●●
Das neue Katzenbuch
Rassen · Aufzucht · Pflege. (0427) Von
B. Eilert-Overbeck, 120 S., 14 Farbfotos,
26 s/w-Fotos, kart. ●
Katzenkrankheiten
Erkennung und Behandlung, Steuerung des
Sexualverhaltens. (0652) Von Dr. med. vet.
R. Spangenberg. 176 S., 64 s/w- Fotos,
4 Zeichnungen, kart. ●
Junge Katzen
(0862) Von Dr. med. vet. E.M. Bartenschlager, 72 S., 4 Farbzeichn., kart. ●
Falken-Handbuch Pferde
(4186) Von H. Werner, 176 S., 196 Farb- und
50 s/w-Fotos, 100 Zeichn., Pappband.
●●●●
Der Hobby-Imker
(0978) Von Dr. R.F.A. Moritz, 144 S.,
106 zweifarbige Zeichnungen, kart. ●●
Geflügelhaltung als Hobby
(0749) Von M. Baumeister, H. Meyer, 184 S.,
8 Farbtafeln, 47 s/w-Fotos, 15 Zeichnungen,
kart. ●●
Vogelhäuschen, Nistkästen, Vogeltränken
mit Plänen und Anleitungen zum Selbstbau.
(0695) Von J. Zech, 32 S., 42 Farbfotos,
6 Zeichnungen, Pappband. ●
Sittiche und kleine Papageien
(0864) Von Dr. med. vet. E.M. Bartenschlager, 88 S., 84 Farbfotos, 9 Zeichnungen,
kart. ●
Papageien und Sittiche
Arten · Pflege · Sprechunterricht
(0591) Von H. Bielfeld, 112 S., 8 Farbtafeln,
kart. ●
Falken-Handbuch Süßwasser-Aquarium
(4191) Von H. J. Mayland, 288 S., 564 Farbfotos, 75 Zeichnungen, Pappband. ●●●●
Das Süßwasser-Aquarium
Einrichtung · Pflege · Fische · Pflanzen
(0153) Von H. J. Mayland, 152 S., 16 Farbtafeln, 43 s/w-Zeichnungen, kart. ●●
Tiere im Wassergarten
(0808) Von Dr. med. vet. E.M. Bartenschlager, 96 S., 84 Farbf., 7 Zeichn., kart. ●
Alles über Meerschweinchen
(0809) Von Dr. med. vet. E.M. Bartenschlager, 72 S., 43 Farbf., 11 Farbzeichn., kart. ●
Alle über Igel in Natur und Haus
(0810) Von Dr. med. vet. E.M. Bartenschlager,
68 S., 5 Farbfotos, kart. ●
Falken-Handbuch Umweltschutz
Das Öko-Testbuch zur Eigeninitiative.
(4160) Von M. Häfner, 352 S., 411 Farbf.,
152 Farbzeichnungen, Pappband. ●●●●
Vom Urkrümel zum Atompilz
Evolution - Ursache und Ausweg aus der
Krise. (4181) Von J. Voigt, 188 S., 20 Farb-
und 70 s/w-Fotos, 32 Zeichnungen, kart. ●●

Rat und Wissen

Haushaltstips von A bis Z
(0759) Von A. Eder, 80 S., 30 Zeich., kart. ●
Umgangsformen heute
Die Empfehlungen des Fachausschusses für
Umgangsformen (4015) 252 S., 108
s/w-Fotos, 17 Zeichnungen, Pappband. ●●●
Benehmen bei Tisch
(0988) Von I. Cording, 80 S., 90 Farbfotos,
5 s/w-Zeichnungen, kart. ●●
Videokassette
Körpersprache
verstehen und deuten
(6046) VHS, 60 Min., in Farbe, mit
Begleitheft. ●●●●●*
Bauernregeln, Bauernweisheiten,
Bauernsprüche
(4243) Von G. Haddenbach, 192 S., 62 Farb-
abb. 9 s/w-Fotos, 144 s/w-Zeichnungen,
Pappband. ●●●
Familienforschung · Ahnentafel ·
Wappenkunde
Wege zur eigenen Familienchronik.
(0744) Von P. Bahn, 128 S., 8 Farbtafeln,
30 Abbildungen, kart. ●
Wie soll es heißen?
(0211) Von D. Köhr, 136 S., kart. ●
Die Silberhochzeit
Vorbereitung · Einladung · Geschenkvor-
schläge · Dekoration · Festablauf · Menüs ·
Reden · Glückwünsche. (0542) Von K.F.
Merkle, 112 S., 41 Zeichnungen, kart. ●
Wir feiern Hochzeit
Festgestaltung - phantasievoll und modern.
(0943) Von H.J. Winkler, 120 S., kart. ●
Wir heiraten
Ratgeber zur Vorbereitung und Festgestal-
tung der Verlobung und Hochzeit. (4188) Von
C. Poensgen, 216 S., 8 s/w-Fotos, 30
s/w-Zeichn., 4 Farbt., Pappband. ●●●
Von der Verlobung zur Goldenen Hoch-
zeit
(0393) Von E. Ruge, 112 S., kart. ●
Hochzeits- und Bierzeitungen
Muster, Tips und Anregungen. (0288) Von
H.-J. Winkler, mit vielen Text- und Gestal-
tungsanregungen, 116 S., 15 Abb., 1 Muster-
zeitung, kart. ●
Neues Denken - alte Geister
New Age unter die Lupe. (4278) Von G.
Myrell, Dr. W. Schmandt, J. Voigt, 176 S.,
54 Farbfotos, 3 Zeichnungen, kart. ●●
Moderne Korrespondenz
Handbuch für erfolgreiche Briefe.
(4014) Von H. Kirst und W. Manekeller,
544 S., Pappband. ●●●●
Der richtige Brief
zu jedem Anlaß
Das moderne Handbuch mit
400 Musterbriefen
(4179) Von H. Kirst, 376 S., Pappband. ●●●
Musterbriefe
für alle Gelegenheiten. (0231) Hrsg. von
O. Fuhrmann, 240 S., kart. ●

Falken-Verlag GmbH · Postfach 1120   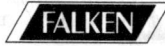   D-6272 Niedernhausen/Ts. · Tel.: 06127/7020

Privatbriefe
Muster für alle Gelegenheiten. (0114) Von I.
Wolter-Rosendorf, 112 S., kart. ●

Der neue Briefsteller
Musterbriefe für alle Gelegenheiten. (0060)
Von I. Wolter-Rosendorf, 96 S., kart. ●

Erfolgstips für den Schriftverkehr
Briefgestaltung · Rechtschreibung · Zeichensetzung · Stil. (0678) Von U. Schoenwald,
112 S., kart. ●

Geschäftliche Briefe
des Privatmanns, Handwerkers, Kaufmanns.
(0041) Von A. Römer, 124 S., kart.●

Behördenkorrespondenz
Musterbriefe · Anträge · Einsprüche.
(0412) Von E. Ruge, 112 S., kart.●

Worte und Briefe der Anteilnahme
(0464) Von E. Ruge, 96 S., mit vielen Abb.,
kart. ●

Briefe zu Geburt und Taufe
Glückwünsche und Danksagungen. (0802)
Von H. Beitz, 96 S., 12 Zeichnungen, kart. ●

Briefe zum Geburtstag
Glückwünsche und Danksagungen. (0822)
Von H. Beitz, 104 S., 22 Zeichnungen, kart. ●

Briefe der Liebe
Anregungen für gefühlvolle und zärtliche
Worte. (0903) Hrsg. von H. Beitz, 96 S.,
4 Zeichnungen, kart. ●

Briefe zur Hochzeit
Glückwünsche und Danksagungen
(0852) Von R. Röngen, 96 S., 1 Zeichnung,
39 Vignetten, kart. ●

Reden und Ansprachen
für jeden Anlaß. (4009) Hrsg. von F. Sicker,
454 S., gebunden. ●●●●

Die Kunst der freien Rede
Ein Intensivkurs mit vielen Übungen, Beispielen und Lösungen.
(4189) Von G. Hirsch, 232 S., 11 Zeichnungen, Pappband. ●●●

Die überzeugende Rede
Mehr Erfolg durch bessere Rhetorik.
(0076) Von K. Wolter, G. Kunz, 80 S., kart. ●

Festreden und Vereinsreden
Muster für alle Gelegenheiten.
(0069) Von K. Lehnhoff, E. Ruge, 96 S., kart. ●

**Trinksprüche, Gästebuchverse,
Richtsprüche**
(0224) Von D. Kellermann, 96 S., kart. ●

Trinksprüche
Fest- und Damenreden in Reimen.
(0791) Von L. Metzner, 88 S., 14 s/w-Zeich-
nungen, kart. ●

**Glückwünsche, Toasts und Festreden zur
Hochzeit**
(0264) Von I. Wolter, 112 S., 18 Zeichnungen,
kart. ●

**Reden zur Taufe, Kommunion und
Konfirmation**
(0751) Von G. Georg, 96 S., kart. ●

Reden zur Hochzeit
Musteransprachen für Hochzeitstage.
(0654) Von G. Georg, 112 S., kart. ●

Reden zu Familienfesten
Muteransprachen für viele Gelegenheiten.
(0675) Von G. Georg, 112 S., kart. ●

Reden zum Geburtstag
Musteransprachen für familiäre und offizielle
Anlässe. (0773) Von G. Georg, 96 S., kart. ●

Reden im Verein
Musteransprachen für viele Gelegenheiten.
(0703) Von G. Georg, 112 S., kart. ●

Reden zum Jubiläum
Musteransprachen für viele Gelegenheiten.
(0595) Von G. Georg, 112 S., kart. ●

**Reden und Sprüche zu Grundsteinle-
gung, Richtfest und Einzug**
(0598) Von A. Bruder, G. Georg, 96 S., kart. ●

Reden zum Ruhestand
Musteransprachen zum Abschluß des Berufs-
lebens (0790) Von G. Georg, 104 S., kart. ●

Reden in Trauerfällen
Musteransprachen für Beerdigungen und
Trauerfeiern (0736) Von G. Georg, 104 S.,
kart. ●

Neue Glückwunschfibel
für groß und klein. (0156) Von R. Christian-
Hildebrandt, 96 S., 13 Vignetten, kart. ●

Großes Buch der Glückwünsche
(0255) Hrsg. von O. Fuhrmann, 176 S.,
77 Zeichnungen und viele Gestaltungsvorschläge, kart. ●

Herzliche Glückwünsche!
Die schönsten Gedichte und Texte für viele
Gelegenheiten. (0942) Hrsg. Von B.H. Bull,
256 S., 50 Zeichnungen, Pappband. ●●

Der Verseschmied
Kleiner Leitfaden für Hobbydichter. Mit
Reimlexikon. (0597) Von T. Parisius, 96 S.,
28 Zeichnungen, kart. ●

Verse fürs Poesiealbum
(0241) Von I. Wolter, 96 S., 20 Abb., kart. ●

Rosen, Tulpen, Nelken ...
Beliebte Verse fürs Poesiealbum
(0431) Von W. Pröve, 96 S., 11 Faksimile-
Abb., kart. ●

**Kindergedichte zur grünen, silbernen
und goldenen Hochzeit**
(0318) Von H.-J. Winkler, 104 S., 20 Abb.,
kart. ●

Glückwunschverse für Kinder
(0277) Von B. Ulrici, 80 S., kart. ●

Kindergedichte für Familienfeste
(0860) Von B.H. Bull, 96 S., 20 Zeichnungen,
kart. ●

Ins Gästebuch geschrieben
(0576) Von K.H. Trabeck, 96 S., 24 Zeichnungen, kart. ●

Komm mit ins Land der Lieder
Das große Buch der Kinder-, Volks- und
Chorlieder. (4261) Hrsg. Von H. Rauhe,
176 S., 146 Farbzeichn., Pappband. ●●●

**Die schönsten Wander- und
Fahrtenlieder**
(0462) Hrsg. Von F.R. Miller, empfohlen vom
Deutschen Sängerbund, 80 S., mit Noten
und Zeichnungen, kart. ●

Die schönsten Volkslieder
(0432) Hrsg. Von D. Walther, 128 S., mit
Noten und Zeichnungen, kart. ●

**Erziehungsgeld, Mutterschutz,
Erziehungsurlaub**
Alles über das neue Recht für Eltern. Mit den
Gesetzestexten. (0835) Von J. Grönert,
144 S., kart. ●●

Scheidung und Unterhalt
nach dem neuen Eherecht. (0403) Von T.
Drewes, 112 S., mit Kosten und Unterhalts-
tabellen, kart. ●

Endlich 18 und nun?
Rechte, Pflichten, Zukunfts-Chancen.
(0646) Von R. Rathgeber, 224 S., 27 Zeichnungen, kart. ●●

Was heißt hier minderjährig?
(0765) Von R. Rathgeber, C. Rummel, 148 S.,
50 Fotos, 25 Zeichnungen, kart. ●●

Testament und Erbschaft
Erbfolge, Rechte und Pflichten der Erben,
Erbschafts-und Schenkungssteuer, Muster-
testamente. (4139) Von T. Drewes, R. Hollen-
der, 304 S., Pappband. ●●●

Erbrecht und Testament
Mit Erläuterungen des Erbschaftssteuer-
gesetzes von 1974. (0046) Von Dr. jur. H.
Wandrey, 124 S., kart. ●

Der letzte Wille
Ratgeber für Erblasser, Erben und Hinter-
bliebene in Rechts-, Versorgungs- und Steu-
erfragen
(0939) Von T. Drewes, 136 S., 9 s/w-Zeich-
nungen, kart. ●●

Mietrecht
Leitfaden für Mieter und Vermieter.
(0479) Von J. Beuthner, 196 S., kart. ●●

Präzise Ratschläge für Ihre optimale Rente
Vorbereitung · Berechnungsgrundlagen ·
Gesetzesänderungen · Individuelle Rechen-
beispiele. (0806) Von K. Möcks, 96 S.,
24 Formulare, 1 Graphik, kart. ●

Das große farbige Kinderlexikon
(4195) Von U. Kopp, 320 S., 493 Farbabb.
17 s/w-Fotos, Pappband. ●●●

ZDF
Kompaß Jugend-Lexikon
(4096) Von R. Kerler, J. Blum, 336 S.,
766 Farbfotos, 39 s/w-Abb., Pbd. ●●●●

Gitarre spielen
Ein Grundkurs für den Selbstunterricht.
(0534) Von A. Roßmann, 96 S., 1 Schallfolie,
150 Zeichnungen, kart. ●

Maschinenschreiben für Kinder
(0274) Von H. Kaus, 48 S., 17 farbige Abb.,
kart. ●

So lernt man leicht und schnell
Maschinenschreiben
Lehrbuch für Schulen, Lehrgänge und Selbstunterricht. (0568) Von M. Kempkes, 112 S.,
48 Zeichnungen, kart. ●●

Maschinenschreiben
In 10 Tagen spielend gelernt. Von Unterrichts-
medien Hoppius. (7008) Diskette für den C
64 und C 128 PC ●●●* (7009) für IBM PC
+ kompatible, ●●●●* (7010) für Schneider CPC 464, 664, 6128, ●●●●●*

Maschinenschreiben im Selbstunterricht
(0170) Von A. Fonfara, 84 S., kart. ●

Buchführung leicht gemacht
Ein methodischer Grundkurs für den Selbst-
unterricht. (4238) Von D. Machenheimer, M.
Kersten, 252 S., Pappband. ●●●

Buchführung leicht gefaßt
Ein Leitfaden für Handwerker und Gewerbe-
treibende. (0127) Von R. Pohl. 104 S., kart. ●

Die hier vorgestellten Bücher, Videokassetten und Software sind in folgende Preisgruppen unterteilt:

● Preisgruppe bis DM 10,–/S 79,–/Fr.10   ●●● Preisgruppe über DM 20,– bis DM 30,–   ●●●● Preisgruppe über DM 30,– bis DM 50,–
●● Preisgruppe über DM 10,– bis DM 20,–   S 161,– bis S 240,–   S 241,– bis S 400,–
S 80,– bis S 160,–   Fr. 18,70 bis Fr. 27,70   Fr. 27,70 bis Fr. 46,–
Fr. 10,– bis Fr. 18,70   ●●●●● Preisgruppe über DM 50,–/S 401,–/Fr.46,–   *(unverbindliche Preisempfehlung)

Die Preise entsprechen dem Status beim Druck dieses Verzeichnisses (s. Seite 1) – Änderungen, im besonderen der Preise, vorbehalten –

 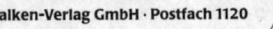 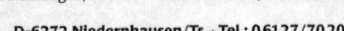

Stenografie leicht gelernt
im Kursus oder Selbstunterricht.
(0266) Von H. Kaus, 64 S., kart. ●

Erfolgreiche Bewerbung um einen Ausbildungsplatz
(0715) Von H. Friedrich, 136 S., kart. ●

Die Bewerbung
Der moderne Ratgeber für Bewerbungsbriefe, Lebenslauf und Vorstellungsgespräche. (4138) Von W. Manekeller, 264 S., Pappband. ●●

Lebenslauf und Bewerbung
Beispiele für Inhalt, Form und Aufbau.
(0428) Von H. Friedrich, 112 S., kart. ●

Die erfolgreiche Bewerbung
Bewerbung und Vorstellung. (0173) Von W. Manekeller, 156 S., kart. ●

Erfolgreiche Bewerbungsbriefe und Bewerbungsformen
(0138) Von W. Manekeller, U. Schoenwald, 88 S., kart. ●

Vorstellungsgespräche
sicher und erfolgreich führen. (0636) Von H. Friedrich, 144 S., kart. ●

Keine Angst vor Einstellungstests
Ein Ratgeber für Bewerber. (0793) Von Ch. Titze. 120 S., 67 Zeichnungen, kart. ●

FALKEN-Software
Einstellungstests
(7013) Von B. Hoppius, Wendediskette für C 64/C 128 PC, mit Begleitheft. ●●●●*

Die ersten Tage am neuen Arbeitsplatz
Ratschläge für den richtigen Umgang mit Kollegen und Vorgesetzten
(0855) Von H. Friedrich, 104 S., kart. ●

Zeugnisse im Beruf
richtig schreiben, richtig verstehen.
(0544) Von H. Friedrich, 112 S., kart. ●

Erfolgreiche Kaufmannspraxis
Wirtschaftliche Grundlagen, Geld, Kreditwesen, Steuern, Betriebsführung, Recht, EDV.
(4046) Von W. Göhler, H. Gölz, M. Heibel, Dr. D. Machenheimer, 544 S., gebunden. ●●●●

So werde ich erfolgreich
Ratschläge und Tips für Beruf und Privatleben. (0918) Von H. Hans, 104 S., kart. ●●

Wege zum Börsenerfolg
Aktien · Anleihen · Optionen
(4275) Von H. Krause, 252 S., 4 s/w-Fotos, 86 Zeichnungen, Pappband. ●●●

FALKEN-Software
Börsenfieber
Spielend spekulieren mit Geld und Aktien
(7016) IBM PC und Kompatible, Diskette 5 1/4'', mit Begleitheft, ●●●●●*

Schülerlexikon der Mathematik
Formeln, Übungen und Begriffserklärungen für die Klassen 5–10. (0430) Von R. Müller, 176 S., 96 Zeichnungen, kart. ●

Mathematik verständlich
Zahlenbereiche Mengenlehre, Algebra, Geometrie, Wahrscheinlichkeitsrechnung, Kaufmännisches Rechnen, (4135) Von R. Müller, 652 S., 10 s/w- und 109 Farbfotos, 802 farbige und 79 s/w-Zeichnungen, über 2500 Beispiele und Übungen mit Lösungen, Pappband. ●●●●●

Mehr Erfolg in der Schule
Mathematik 1
Arithmetik und Algebra
Übungen, Beispiele und Lösungen für die Klasse 5 bis 10
(4420) Von R. Müller-Fonfara, 256 S., 193 Zeichn., 2 s/w-Fotos, Pappband. ●●●

Mathematische Formeln für Schule und Beruf
Mit Beispielen und Erklärungen. (0499) Von R. Müller-Fonfara, 156 S., 210 Zeichnungen, kart. ●

Rechnen aufgefrischt
für Schule und Beruf. (0100) Von H. Rausch, 144 S., kart. ●

Physik verständlich
Förderkurs für die Klassen 7 bis 10
(0926) Von Dr. Th. Neubert, 136 S., 146 s/w-Zeichnungen, 166 Aufgaben, kart. ●●

Richtige Groß- und Kleinschreibung
durch neue, vereinfachte Regeln. Erläuterungen der Zweifelsfragen anhand vieler Beispiele. (0897) Von Prof. Dr. Ch. Stetter, 96 S., kart. ●

Deutsche Grammatik
Ein Lern- und Übungsbuch. (0704) Von K. Schreiner, 112 S., kart. ●

Mehr Erfolg in der Schule
Deutsche Rechtschreibung und Grammatik
Übungen und Beispiele für die Klassen 5–10.
(4407) Von K. Schreiner, 256 S., durchgehend zweifarbig, Pappband. ●●●

Richtiges Deutsch
Rechtschreibung · Zeichensetzung · Grammatik · Stilkunde. (0551) Von K. Schreiner, 128 S., 7 Zeichnungen, kart. ●

Mehr Erfolg in der Schule
Der Deutschaufsatz
Übungen und Beispiele für die Klassen 5–10.
(4271) Von K. Schreiner, 240 S., 4 s/w-Fotos, 51 Zeichnungen, Pappband. ●●●

Aufsätze besser schreiben
Förderkurs für die Klassen 4–10. (0429) Von K. Schreiner, 144 S., 4 s/w-Fotos, 27 Zeichnungen, kart. ●

Mehr Erfolg in Schule und Beruf
Besseres Deutsch
Mit Übungen und Beispielen für Rechtschreibung, Diktate, Zeichensetzung, Aufsätze, Grammatik, Literaturbetrachtung, Stil, Briefe, Fremdwörter, Reden. (4115) Von K. Schreiner, 444 S., 7 s/w-Fotos, 27 Zeichnungen, Pappband. ●●●

Richtige Zeichensetzung
durch neue, vereinfachte Regeln. Erläuterungen der Zweifelsfragen anhand vieler Beispiele. (0744) Von Prof. Dr. Ch. Stetter, 160 S., kart. ●

Diktate besser schreiben
Übungen zur Rechtschreibung für die Klasse 4–8. (0469) Von K. Schreiner, 152 S., 31 Zeichnungen, kart. ●

Besseres Englisch
Grammatik und Übungen für die Klassen 5–10. (0745) Von E. Henrichs, 144 S., kart. ●●

FALKEN-Software
The Grammar-Master
Englische Grammatik üben und beherrschen.
(7002) Diskette für den C 64/C 128 PC ●●●●*

FALKEN-Software
Take a Trip to Britain
(7004) Von reLine, Diskette für C 64/C 128 PC, mit Begleitheft. ●●●●*

FALKEN-Software
Vokabeltrainer Englisch
Von B. Hoppius. (7001) 2 Disketten für C 64/C 128 PC, mit Begleitheft. ●●●●●*
(7007) Wendediskette für Atari ST 520/1040, mit Begleitheft. ●●●●●*

Schnell und sicher zum Führerschein
Tips und Tricks aus 30jähriger-Fahrschul-Praxis. (0921) Von O. Einert, 152 S., 156 Farbfotos, 161 z.T. farb. Zeichnungen, kart. ●●

FALKEN-Software
Schnell und sicher zum Führerschein
Intensivtraining mit der amtlichen Fragenkatalog
(7011) Diskette für C 64/C 128 PC, mit Begleitheft und Fragenkatalog. ●●●●●*

Videokassette
Gesund durch Gedankenenergie
Heilung im gemeinsamen Kraftfeld
(6035) VHS, 45 Min., in Farbe ●●●●*

Die neue Lebenshilfe Biorhythmik
Höhen und Tiefen der persönlichen Lebenskurven vorausberechnen und danach handeln. (0458) Von W. A. Appel, 157 S., 63 Zeichnungen, Pappband. ●●

Die neuen Erkenntnisse zum Biorhythmus
Individuelle Rhythmogramme für Berufserfolg und Gesundheit, Partnerschaft und Freizeit, Beilage: Tagesformplaner.
(4276) Von H. Bott, 144 S., 35 s/w-Zeichnungen, Pappband. ●●●

So deutet man Träume
Die Bildersprache des Unbewußten. (0444) Von G. Haddenbach, 120 S., kart. ●

Wie Sie im Schlaf das Leben meistern
Schöpferisch träumen
Der Klartraum als Lebenshilfe
(4258) Von Prof. Dr. P. Tholey, K. Utecht. 256 S., 1 s/w-Foto, 20 Zeichn., Pbd. ●●●

Frauenträume – Männerträume
und ihre Bedeutung (4198) Von G. Senger, 272 S., mit Traumlexikon, Pappband. ●●●

Falken-Handbuch Astrologie
Charakterkunde · Schicksal · Liebe und Beruf · Berechnung und Deutung von Horoskopen · Aszendententabelle. (4068) Von A. Mertz, 342 S., mit 60 erläuternden Grafiken, Pappband. ●●●

Die Magie der Zahlen
So nutzen Sie die Geheimnisse der Numerologie für ihr persönliches Glück mit dem völlig neuen Planetennumeroskop
(4242) Von B.A. Mertz, 224 S., 36 Abbildungen, Pappband. ●●●

I Ging der Liebe
Das altchinesische Orakel für Partnerschaft und Ehe. (4244) Von G. Damian-Knight, 320 S., kart. Pappband. ●●●

Wahrsagen mit Tarot-Karten
(0482) Von E.J. Nigg, 112 S., 4 Farbtafeln, Pappband. ●●●

Falken-Handbuch Kartenlegen
Wahrsagen mit Tarot-, Skat-, Lenormand- und Zigeunerblättern.
(4226) Von B.A. Mertz, 288 S., 38 Farb- und 108 s/w-Abb. Pappband. ●●●

Falken-Verlag GmbH · Postfach 1120   FALKEN   D-6272 Niederhausen/Ts. · Tel.: 0 61 27/70 20

Weissagen, Hellsehen, Kartenlegen ...
Wie jeder die geheimen Kräfte ergründen und für sich nutzen kann. (4153) Von G. Haddenbach, 192 S., 40 Zeichnungen, Pappband. ●●

Selbst Wahrsagen mit Karten
Die Zukunft in Liebe, Beruf und Finanzen. (0404) Von R. Koch, 80 S., 252 Abb., Pappband. ●●

Was sagt uns das Horoskop?
Praktische Einführung in die Astrologie. (0655) Von B.A. Mertz, 176 S., 25 Zeichnungen, kart. ●

Die 12 Tierzeichen im chinesischen Horoskop
(0423) Von G. Haddenbach, 128 S., Pappband. ●

Aztekenhoroskop
Deutung von Liebe und Schicksal nach dem Aztekenkalender. (0543) Von C.-M. und R. Kerler, 160 S., 20 Zeichnungen, Pappband. ●

Das Super-Horoskop
Der neue Weg zur Deutung von Charkter, Liebe und Schicksal nach chinesischer und abendländischer Astrologie. (0465) Von G. Haddenbach, 175 S., kart. ●

Die 12 Sternzeichen
Charakter, Liebe und Schicksal. (0385) Von G. Haddenbach, 160 S., Pappband. ●●

Liebeshoroskop für die 12 Sternzeichen
Alles über Chancen, Beziehungen, Erotik, Zärtlichkeit, Leidenschaft. (0587) Von G. Haddenbach, 144 S., 11 Zeichnungen, kart. ●

Sternstunden
für Liebe, Glück und Geld, Berufserfolg und Gesundheit. Das ganz persönliche Mitbringsel für **Widder** (0621), **Stier** (0622), **Zwillinge** (0623), **Krebs** (0624), **Löwe** (0625), **Jungfrau** (0626), **Waage** (0627), **Skorpion** (0628), **Schütze** (0629), **Steinbock** (0630), **Wassermann** (0631), **Fische** (0632). Von L. Cancer, 62 S., durchgehend farbig, Zeichnungen, Pappband. ●

Humor und Unterhaltung

Heitere Vorträge
(0528) Von E. Müller, 128 S., 14 Zeichnungen, kart. ●

Die große Lachparade
Neue Texte für heitere Vorträge und Ansagen. (0188) Von E. Müller, 80 S., kart. ●

So feiert man Feste fröhlicher
Heitere Vorträge und Gedichte. (0098) Von Dr. Allos, 96 S., 15 Abb., kart. ●

Heitere Vorträge und witzige Reden
Lachen, Witz und gute Laune. (0149) Von E. Müller, 104 S., 44 Abb., kart. ●

Vergnügliches Vortragsbuch
(0091) Von J. Plaut, 192 S., kart. ●

Lustige Vorträge für fröhliche Feiern
(0284) Von K. Lehnhoff, 96 S., kart. ●

Da lacht das Publikum
Neue lustige Vorträge für viele Gelegenheiten. (0716) Von H. Schmalenbach, 96 S., kart. ●

Und wieder lacht das Publikum
Neue Vorträge und Sketche
(0982) Von H. Schmalenbach, 112 S., kart. ●

Humor und gute Laune
Ein heiteres Vortragsbuch. (0635) Von G. Wagner, 112 S., 5 Zeichnungen, kart. ●

Humor und Stimmung
Ein heiteres Vortragsbuch.
(0460) Von G. Wagner, 112 S., kart. ●

Gereimte Vorträge
für Bühne und Bütt. (0567) Von G. Wagner, 96 S., kart. ●

Narren in der Bütt
Leckerbissen aus dem rheinischen Karneval. (0216) Zusammengestellt von T. Lücker, 112 S., kart. ●

Damen in der Bütt
Scherze, Büttenreden, Sketche.
(0354) Von T. Müller, 136 S., kart. ●

Rings um den Karneval
Karnevalsscherze und Büttenreden. (0130) Von Dr. Allos, 144 S., 2 Zeichnungen, kart. ●●

Wir feiern Karneval
Festgestaltung und Reden für die närrische Zeit. (0904) Von M. Zweigler, 120 S., 7 Zeichnungen, kart. ●

Helau und Allaf 1
Närrisches aus der Bütt.
(0304) Von E. Müller, 112 S., 4 Zeichnungen, kart. ●

Helau und Allaf 2
Neue Büttenreden für Sie und Ihn.
(0477) Von E. Luft, 96 S., kart. ●

Helau und Allaf 3
Neue Reden für die Bütt. (0832) Von H. Fauser, 112 S., 13 Zeichnungen, kart. ●

Helau und Alaaf 4
Neue Büttenreden für Sie und Ihn
(0983) Hrsg. H. Fauser, 96 S., 15 s/w-Zeichn., zahlreiche Vignetten, kart. ●

Locker vom Hocker
Witzige Sketche zum Nachspielen.
(4262) Von W. Giller, 144 S., 41 Zeichnungen, Pappband. ●●

Sketche und Blackouts zum Nachspielen
(0941) Von E. Cohrs, 112 S., 12 Zeichnungen, kart. ●

Sketche und spielbare Witze
für bunte Abende und andere Feste.
(0445) Von H. Friedrich, 112 S., 7 Zeichnungen, kart. ●

Sketche
Kurzspiele zu amüsanter Unterhaltung.
(0247) Von M. Gering, 132 S., 16 Abb., kart., ●

Vorhang auf!
Neue Sketche für jung und alt.
(0898) Von H. Pillau, 96 S., 22 Zeichnungen, kart. ●

Fidele Sketche und heitere Vorträge
Humor zum Nachspielen. (0157) Von H. Ehnle. 96 S., kart. ●

Witzige Sketche zum Nachspielen
(0511) Von D. Hallervorden, 112 S., kart. ●●

Tolle Sketche
mit zündenden Pointen – zum Nachspielen. (0656) Von E. Cohrs, 112 S., kart. ●

Vergnügliche Sketche
(0476) Von H. Pillau, 96 S., 7 Zeichn., kart. ●

Lustige Sketche
Kurze Theaterstücke für Jungen und Mädchen
(0669) Von U. Lietz, U. Lange, 96 S., kart. ●

Spielbare Witze für Kinder
(0824) Von H. Schmalenbach, 112 S., 30 Zeichnungen, kart. ●

Phantasievolles Schminken
Verzauberte Gesichter für Maskeraden, Laienspiel und Kinderfeste. (0907) Hrsg. Von Y. u. H. Nadolny, 64 S., 227 Farbf., kart. ●●

Das große Hausbuch des Humors
(4421) Hrsg. Von E. Heinold, R. Kempowski, 512 S., 286 Abbildungen, Pappband. ●●●

Witze
Lachen am laufenden Band (4241) Von J. Burkert, D. Kroppach; 400 S., 41 Zeichnungen, Pappband. ●●

Die besten Witze und Cartoons des Jahres 5
(0642) Hrsg. Von K. Hartmann, 288 S., 88 Zeichnungen, Pappband. ●●

Die besten Witze und Cartoons des Jahres 6
(0916) Hrsg. Von D. Kroppach, 288 S., 84 Zeichnungen, Pappband. ●●

Die besten Witze und Cartoons des Jahres 7
(0986) Von V.K. Stranimaier, L. Spangler, 288 S., 93 Cartoons, Pappband. ●●

Die besten Kalauer
(0705) Von K. Frank, 112 S., 12 Zeichnungen, kart. ●

Fred Metzlers Witze mit Pfiff
(0368) Von F. Metzler, 112 S., kart. ●

Robert Lembkes Witzauslese
(0325) Von Robert Lembke, 160 S., 10 Zeichnungen von E. Köhler, Pappband. ●●

Die besten Beamtenwitze
(0574) Von W. Pröve, 80 S., 39 Zeichnungen, kart. ●

Horror zum Totlachen
Gruselwitze
(0536) Von F. Lautenschläger, 96 S., 44 Zeichnungen, kart. ●

Herrenwitze
(0589) Von G. Wilhelm, 112 S., 31 Zeichnungen, kart. ●

O frivol ist mir am Abend
Pikante Witze von Fred Metzler. (0388) Von F. Metzler, 128 S., mit Karikaturen, kart. ●

Witze am laufenden Band
(0461) Von F. Asmussen, 118 S., kart. ●

Die besten Ostfriesenwitze
(0495) Von O. Freese, 80 S., 15 Zeichnungen, kart. ●

Spaßvögel
Über sexhundert komische Nummern.
(0888) Von E. Zeller, mit Limericks von W. Müller, 220 S., 200 Vignetten, kart. ●

Total bescheuert
Kinder- und Schülerwitze.
(0889) Von G. Geßner und E. Zeller, 220 S., 200 Vignetten, kart. ●

Falken-Verlag GmbH · Postfach 1120   FALKEN   D-6272 Niedernhausen/Ts. · Tel.: 0 61 27/70 20

Heller Wahnwitz
(0887) Von D. Kroppach, 220 S., 200 Vignetten, kart. ●

Die Kleidermotte ernährt sich von nichts, sie frißt nur Löcher
Stilblüten, Sprüche und Widersprüche aus Schule, Zeitung, Rundfunk und Fernsehen. (0738) Von P. Haas, D. Kroppach, 112 S., zahlreiche Abb. kart. ●

Witzig, witzig
(0507) Von E. Müller, 128 S., 16 Zeichnungen, kart. ●

Die besten Kinderwitze
(0757) Von K. Rank, 112 S., 28 Zeichnungen, kart. ●

Ich lach mich kaputt! Die besten Kinderwitze
(0545) Von E. Hannemann, 96 S., 10 Zeichnungen, kart. ●

Lach mit!
Witze für Kinder, gesammelt von Kindern. (0468) Von W. Pröve, 96 S., 17 Zeichnungen, kart. ●

Spiele und Denksport

Kartenspiele
(2001) Von C.D. Grupp, 144 S., kart. ●

Neues Buch der siebzehn und vier Kartenspiele
(0095) Von K. Lichtwitz, 96 S., kart. ●

Alles über Pokern
Regeln und Tricks. (2024) Von C.D. Grupp, 112 S., 29 Kartenbilder, kart. ●

Rommé und Canasta
in allen Variationen. (2025) Von C.D. Grupp, 88 S., 24 Zeichnungen, kart. ●

Schafkopf, Doppelkopf, Binokel, Cego, Tarock und andere Stammtischspiele. (2015) Von C.D. Grupp, 112 S., kart. ●●

Black Jack
Regeln und Strategien des Kasinospiels. (2032) Von K. Kelbratowski, 88 S., kart. ●

Das Skatspiel
Eine Fibel für Anfänger. (0206) Von K. Lehnhoff, 96 S., kart. ●

Spielend Skat lernen
unter freundlicher Mitarbeit des Deutschen Skatverbandes. (2005) Von Th. Krüger, 156 S., 181 s/w-Fotos, 22 Zeichn., kart. ●

Falken-Handbuch Pátiencen
Die 111 interessantesten Auslagen. (4151) Von U.v.Lyncker, 216 S., 108 Abbildungen, Pappband. ●●●

Patiencen
in Wort und Bild. (2003) Von I. Wolter-Rosendorf, 120 S., kart. ●

Neue Patiencen
(2036) Von H. Sosna, 160 S., 43 Farbtafeln, kart. ●●

Herausforderung im Bridge
200 Aufgaben mit Lösungen. (2033) Von V. Mollo, 152 S., kart. ●●

Falken-Handbuch Bridge
Von den Grundregeln zum Turnierspiel. (4092) Von W. Voigt und K. Ritz, 280 S., 792 Zeichnungen, gebunden. ●●●●

Spielend Bridge lernen
(2012) Von J. Weiss, 96 S., 58 Zeichnungen, kart. ●

Präzisions-Treff im Bridge
(2037) Von E. Jannersten, 152 S., kart. ●●

Spieltechnik im Bridge
(2004) Von V. Mollo und N. Gardener, deutsche Adaption Von D. Schröder, 152 S., kart. ●●

Besser Bridge spielen
Reiztechnik, Spielverlauf und Gegenspiel. (2026) Von J. Weiss, 144 S., 60 Diagramme, kart. ●●

Kartentricks
(2010) Von T.A. Rosee, 80 S., 13 Zeichnungen, kart. ●

Neue Kartentricks
(2027) Von K. Pankow, 104 S., 20 Abb., kart. ●

Das japanische Brettspiel Go
(2020) Von W. Dörholt, 104 S., 182 Diagramme, kart. ●

Mah-Jongg
Das chinesische Glücks-, Kombinations- und Gesellschaftsspiel. (2030) Von U. Eschenbach, 80 S., 30 s/w-Fotos, 5 Zeichn., kart. ●

Backgammon
für Anfänger und Könner. (2008) Von G.W. Fink und G. Fuchs, 104 S., 41 Abb., kart. ●

Das Backgammon-Handbuch
(4422) Von E. Heyken, M.B. Fischer, 232 S., 400 Abbildungen, Pappband. ●●●●

Würfelspiele
für jung und alt. (2007) Von F. Pruss, 112 S., 21 s/w-Zeichnungen, kart. ●

Roulette richtig gespielt
Systemspiele, die Vermögen brachten. (0121) Von M. Jung, 96 S., zahlreiche Tabellen, kart. ●

Spielend Roulette lernen
(2034) Von E.P. Caspar, 152 S., 1 s/w-Foto, 45 Zeichnungen, kart. ●●

Gesellschaftsspiele
für drinnen und draußen. (2006) Von H. Görz, 112 S., kart. ●

Spiele für Party und Familie
(2014) Von Rudi Carrell, 80 S., 22 Zeichnungen kart. ●

Neue Spiele für ihre Party
(2022) Von G. Blechner, 120 S., 54 Zeichnungen, kart. ●

Lustige Tanzspiele und Scherztänze
für Partys und Feste. (0165) Von E. Bäulke, 80 S., 53 Abb. kart. ●

Magische Zaubereien
(0672) Von W. Widenmann, 64 S., 31 Zeichnungen, kart. ●

Zaubertricks für jedermann
(0282) Von J. Merlin, 176 S., 113 Abb., kart. ●●

Zaubern
einfach – aber verblüffend. (2018) Von D. Bouch, 84 S., 41 Zeichnungen, kart. ●

Scherzfragen, Drudel und Blödeleien
gesammelt von Kindern. (0506) Hrsg. von W. Pröve, 80 S., 57 Zeichnungen, kart. ●

Kinderspiele
die Spaß machen. (2009) Von H. Müller-Stein, 104 S., 28 Abb., kart. ●

Spiele für Kleinkinder
(2011) Von D. Kellermann, 80 S., 23 Abb., kart. ●

Spiel und Spaß am Krankenbett
für Kinder und die ganze Familie. (2035) Von H. Bücken, 96 S., 97 Zeichnungen, kart. ●

Guten Tag, Kinder!
Neue Texte mit Spielanleitungen fürs Kasperletheater. (0861) Von U. Lietz, 96 S., 18 s/w-Zeichnungen, kart. ●

Kasperletheater
Spieltexte und Spielanleitungen · Basteltips für Theater und Puppen. (0641) Von U. Lietz, 114 S., 4 Farbtafeln, 12 s/w-Fotos, 39 Zeichnungen, kart. ●

Kindergeburtstage, die keiner vergißt
Planung, Gestaltung, Spielvorschläge. (0698) Von G. und G. Zimmermann, 104 S., 80 Vignetten, kart. ●

Kindergeburtstag
Vorbereitung, Spiel und Spaß. (0287) Von Dr. I. Obrig, 136 S., 40 Abb., 11 Zeichnungen, 9 Lieder mit Noten, kart. ●

Kinderfeste
daheim und in Gruppen. (4033) Von G. Blechner, 240 S., 320 Abb., kart. ●●

Das Geheimnis der magischen Ringe
Alles über das Puzzle vom Würfel-Erfinder. Die schönsten Figuren. (0878) Von Dr. Ch. Bandelow, 96 S., 198 Zeichnungen, 8 Cartoons, kart. ●

Die schnellste Lösung und zahllose Varianten
Rubik's C·L·O·C·K™
Genehmigte Ausgabe
(1019) Von J. Trajber, 64 S., 149 Zeichnungen, kart. ●

Knobeleien und Denksport
(2019) Von K. Rechberger, 142 S., 105 Zeichnungen, kart. ●

Quiz
Mehr als 1500 ernste und heitere Fragen aus allen Gebieten. (0129) Von R. Sautter und W. Pröve, 92 S., 9 Zeichnungen, kart. ●

Das Super-Kreuzwort-Rätsel-Lexikon
Über 150.000 Begriffe. (4279) Von H. Schiefelbein, 688 S., Pappband. ●●

500 Rätsel selberraten
(0681) Von E. Krüger, 272 S., kart. ●

501 Rätsel selberraten
(0711) Von E. Krüger, 272 S., kart. ●

Riesen-Kreuzwort-Rätsel-Lexikon
über 250.000 Begriffe. (4197) Von H. Schiefelbein, 1024 S., Pappband. ●●●

Computer-Bücher und Software

FALKEN Computer Lexikon
(4185) 312 S., 173 s/w-Fotos, Pbd. ●●●

Computer-Grundwissen
Eine Einführung in Funktion und Einsatzmöglichkeiten. (4302) Von W. Bauer, 176 Seiten, 193 Farb- und 12 s/w-Fotos, 37 Computergrafiken, kart. ●●● (4301) Pbd. ●●●●

Grundwissen Informationsverarbeitung
(4314) Von H. Schiro, 312 S., 59 s/w-Fotos, 133 s/w-Zeichnungen, Pappband. ●●●●●

Computergrafik
Von den Grundlagen bis zum perfekten 3 D-Programm. (4319) Von A. Brück, 296 S., 20 Farbtafeln, 180 s/w-Grafiken, 50 s/w-Zeichn., 83 Listings, Pappband. ●●●●●

Die tägliche PC-Praxis
Anwendungshilfen, Programme und Erweiterungen für MS-DOS-Computer. (4322) Von A. Görgens, 224 S., 25 Abbildungen, kart. ●●●●

Microsoft Word
Textverarbeitung, MailMerge und Desktop Publishing im Selbststudium
Für alle Versionen bis 4.0
(4328) Von A. Görgens, 160 S., 120 Abbildungen, kart. ●●●●

WORDSTAR 2000
Textverarbeitung für Einsteiger und Profis
Mit erprobten Anwendungen aus der Praxis.
(4317) Von D. Nasser, 200 S., 9 s/w-Fotos, 3 Zeichnungen, kart. ●●●●●

dBase III
Einführung für Einsteiger und Nachschlagewerk für Profis. (4310) Von J. Brehm, G.A. Karl, 211 S., 23 Abb., kart. ●●●●●

dBASE III PLUS dBASE IV
Der einfache Weg zur individuell programmierten Datenbank
Mit Tutor-Diskette
(4326) Von P. Vogel, Th. Kregeloh, M. Hofmann, 272 S., 63 Abb., kart. ●●●●●

Open Access II
Textverarbeitung, Kalkulation und Datenverarbeitung im Selbststudium
(4327) Von A. Görgens, 184 S., 108 Abbildungen, kart. ●●●●

Textverarbeitung mit Home- und Personal-Computern
Systeme – Vergleiche – Anwendungen.
(4316) Von A. Görgens, 128 S., 49 s/w-Fotos, kart. ●●●●

Drucker und Plotter
Text und Grafik für Ihren Computer.
(4315) Von K.-H. Koch, 192 S., 12 Farbtafeln, 5 s/w-Fotos, kart. ●●●●

WordStar Praxis professionell
Für die Versionen 3.4/3.45/4.0
Erweiterungen · Praxis-Tips · Datenaustausch
· Desktop Publishing. (4324) Von A. Görgens, 172 S., 2 s/w-Fotos, 2 s/w- Zeichnungen, 116 s/w-Grafiken, kart. ●●●●

Desktop Publishing
Setzen und Drucken auf dem Schreibtisch.
(4323) Von A. Görgens, 120 S., 11 s/w-Fotos, 72 Zeichnungen, kart. ●●●

Einführung in die Programmiersprache BASIC.
(4303) Von S. Curran und R. Curnow, 192 S., 92 Zeichnungen, kart. ●●

Intelligenz in BASIC
für Schneider CPC 464/664/6128. Mit Diskette 3''. (4320) Von K.-H. Koch, 160 S., 14 Zeichnungen, kart. ●●●●●

Garantiert BASIC lernen mit dem C 128
Mit kompletter Kurs-Diskette
(4321) Von A. Görgens, 288 S., 4 s/w-Fotos, 83 Zeichnungen, kart. ●●●●

Lernen mit dem Computer.
(4304) Von S. Curran und R. Curnow, 144 S., 34 Zeichnungen, Spiralbindung, ●●

Heimcomputer-Bastelkiste
Messen, Steuern, Regeln mit C 64-, Apple II-. MSX-, TANDY-, MC-, Atari- und Sinclair-Computern. (4309) Von G.A. Karl, 256 S., 160 Zeichnungen, kart. ●●●●

Schach mit dem Computer
(0747) Von D. Frickenschmidt, 140 S., 112 Diagramme, 29 s/w-Fotos, 5 Zeichnungen, kart. ●●

Bestellschein

Ex. _____

Ex. _____

Ex. _____

Ex. _____

Name: _____

Straße: _____ Ort: _____

Datum _____ Unterschrift: _____

 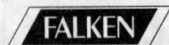